U0297371

国家出版基金项目
NATIONAL PUBLICATION FOUNDATION

「十三五」国家重点图书出版规划项目

中医古籍名家 **点评** 丛书

总主编 ◎ 吴少祯

叶明花　蒋力生 ◎ 点评

调燮类编

中国健康传媒集团

中国医药科技出版社

图书在版编目（CIP）数据

调燮类编／叶明花，蒋力生点评．—北京：中国医药科技出版社，2021.1
（中医古籍名家点评丛书）
ISBN 978-7-5214-2219-1

I.①调… II.①叶…②蒋… III.①养生（中医）-中国-古代 IV.①R212

中国版本图书馆 CIP 数据核字（2020）第 257942 号

美术编辑 陈君杞
版式设计 南博文化

出版	**中国健康传媒集团** ｜ 中国医药科技出版社
地址	北京市海淀区文慧园北路甲 22 号
邮编	100082
电话	发行：010-62227427 邮购：010-62236938
网址	www.cmstp.com
规格	710×1000mm $\frac{1}{16}$
印张	7 $\frac{1}{2}$
字数	103 千字
版次	2021 年 1 月第 1 版
印次	2021 年 1 月第 1 次印刷
印刷	三河市万龙印装有限公司
经销	全国各地新华书店
书号	ISBN 978-7-5214-2219-1
定价	**20.00 元**

获取新书信息、投稿、
为图书纠错，请扫码
联系我们。

版权所有 盗版必究

举报电话：010-62228771

本社图书如存在印装质量问题请与本社联系调换

《中医古籍名家点评丛书》
编委会

学术顾问（按姓氏笔画排序）

马继兴　王永炎　邓铁涛　李　鼎　李经纬

余瀛鳌　张伯礼　张学文　周仲瑛　晁恩祥

钱超尘　盛增秀

总　主　编　吴少祯

副总主编　黄龙祥　郑金生　陶御风

编　　委（按姓氏笔画排序）

于俊生　马有度　王　丽　王　英　王　茹

王东坡　王咪咪　王家葵　王德群　叶　进

叶明花　田　理　田代华　史大卓　史欣德

史马广寒　冯晓纯　朱广亚　竹剑平　庄爱文

刘更生　齐玲玲　江厚万　江凌圳　孙　伟

孙文钟　孙理军　杜广中　李　明　李荣群

李晓寅　李德新　杨　进　杨金萍　吴小明

吴孟华　吴朝华　余　凯　邹洪宇　汪　剑

沈　成　沈庆法　沈堂彪　沈澍农　张登本

范　颖　和中浚　庞境怡　郑金生　胡晓峰

俞承烈　施仁潮　祝建伟　贾德蓉　徐大基

徐荣谦　高晶晶　郭君双　烟建华　陶御风

黄　斌　黄龙祥　黄幼民　黄学宽　曹　晖

梁茂新　彭　坚　彭荣琛　蒋力生　程　伟

程志源　程磐基　曾安平　薛博瑜

出版者的话

中医药是中国优秀传统文化的重要组成部分之一。中医药古籍中蕴藏着历代名家的思维智慧与实践经验。温故而知新，熟读精研中医古籍是当代中医继承、创新的基石。新中国成立以来，中医界对古籍整理工作十分重视，因此在经典、重点中医古籍的校勘注释，常用、实用中医古籍的遴选、整理等方面，成果斐然。这些工作在帮助读者精选版本、校准文字、读懂原文方面发挥了良好的作用。

习总书记指示，要"切实把中医药这一祖先留给我们的宝贵财富继承好、发展好、利用好"，从而对弘扬中医药学、更进一步继承利用好中医药古籍提出了更高的要求。为此我们策划组织了《中医古籍名家点评丛书》，试图在前人整理工作的基础上，通过名家点评的方式，更进一步凸显中医古代要籍的学术精华，为现代中医药的发展提供借鉴。

本丛书遴选历代名医名著百余种，分批出版。所收医药书多为传世、实用，且在校勘整理方面已比较成熟的中医古籍。其中包括常用经典著作、历代各科名著，以及古今临证、案头常备的中医读物。本丛书致力于将现有相关的最新研究成果集于一体，使之具备版本精良、校勘细致、内容实用、点评精深的特点。

参与点评的学者，多为对所点评古籍研究有素的专家。他们学验俱丰，或精于临床，或文献功底深厚，均熟谙该古籍所涉学术领域的整体状况，又对其书内容精要揣摩日久，多有心得。本丛书的"点评"，并非单一的内容提要、词语注释、串讲阐发，而是抓住书中的主旨精论、蕴含深义、疑惑谬误之处，予以点拨评议，或考证比勘，溯源寻流。由于点评学者各有专擅，因此点评的形式风格也或有不同。但其共同之点是有益于读者掌握、鉴识所论医籍或名家的学术精华，领会临床运用关键点，解疑破惑，举一反三，启迪后人，不断创新。

　　我们对中医药古籍点评工作还在不断探索之中，本丛书可能会有诸多不足之处，亟盼中医各科专家及广大读者给予批评指正。

中国医药科技出版社

2017年8月

余序

作为毕生研读整理、编纂古今中医临床文献的一员，前不久，我有幸看到张同君编审和全国诸多相关教授专家们合作编撰《中医古籍名家点评丛书》的部分样稿。感到他们在总体设计、精选医籍、订正校注，特别是名家点评等方面卓有建树，并能将这些名著和近现代相关研究成果予以提示说明，使古籍的整理探索深研，呈现了崭新的面貌。我认为这部丛书不但能让读者系统、全面地传承优秀文化，而且有利于加强对丛书所选名著学验主旨的认识。

在我国优秀、靓丽的文化中，岐黄医学的软实力十分强劲。特别是名著中的学术经验，是体现"医道"最关键的文字表述。

《礼记·中庸》说："道也者，不可须臾离也。"清代徽州名儒程瑶田说："文存则道存，道存则教存。"这部丛书在很大程度上，使医道和医教获得较为集中的"文存"。丛书的多位编集者在精选名著的基础上，着重"点评"，让读者认识到中医药学是我国优秀传统文化中的瑰宝，有利于读者在系统、全面的传承中，予以创新、发展。

清代名医程芝田在《医约》中曾说："百艺之中，惟医最难。"特别是在一万多种古籍中选取精品，有一定难度。但清代造诣精深的名医尤在泾在《医学读书记》中告诫读者说："盖未有不师古而有济于今者，亦未有言之无文而能行之远者。"这套丛书的"师古济今"十分昭著。中国医药科技出版社重视此编的刊行，使读者如获宝璐，今将上述感言以为序。

中国中医科学院

余瀛鳌

2017年8月

目录 | Contents

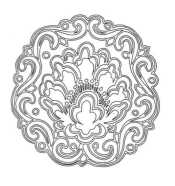

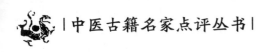

全书点评 | ◉

　　《调燮类编》凡 4 卷，撰人及首刊年代不详。该书从 60 多种古籍文献中辑录了大量的自然科学和日常生活知识，涉及诸多养生的内容，是一部比较特殊的养生著作。由于养生的内容多是关乎衣食住行、行立坐卧等世俗喜闻乐见的具体问题，因而对现代社会大众养生仍有指导价值。

一、成书背景

　　《调燮类编》的成书年代及作者皆不详。本书现存最早的刊行本是海山仙馆丛书本。但该本既无作者署名，也无序跋，除书名外，只题"道光丁未（1847）镌"。民国时期王云五纂《丛书集成初编》收入该书，称"据海山仙馆丛书本排印，初编各丛书仅有此本"，署为"赵希鹄著"。按，赵希鹄为宋人，著有《洞天清录》，未见有《调燮类编》的著录。清人俞樾《春在堂随笔》有"国朝无名氏《调燮类编》有《猫眼定时歌》云"语，认为其书出自清人。据考证，《调燮类编》直接标明引用古籍名称的有 62 种。其中，可以确认为宋代以前古籍的有 33 种，宋代以后的有 14 种，如元代的《通考》、明代的《草木子》《蠡海集》《留青》《农圃全书》《春秋内事》《遵生八笺》《说原》《历志》、清代的《天经或问》《敬堂文钞》《广治平略》《相经》《月令纂》等，不能确定年代的有 15 种。由此说明，《调燮类编》不可能是宋代赵希鹄所著。《丛书集成初编》的署名不知据何，如果不是误署，那就是前有赵希鹄原著，后有清人增补，或是清人伪托赵氏之名，或是清人与赵氏同名。在没有确实考据之前，只能说作者和撰年不详。

《调燮类编》卷一包括总纲、乾栋、坤维、时令、宫室5篇，主要论述天地造化、日月星象、山川地理、时令节气及居宅住室的有关知识。卷二包括身体、器用、衣服、宝玩、文苑、秘方6篇，论述了人体卫生、生活器具、衣帽服饰、珠宝玉玩及文房四宝的知识，"秘方"篇则多涉及日常急救知识。卷三列粒食、清饮、蔬供、荤馔、果品5篇，多为食物与烹饪知识。卷四列花竹、草木、鸟兽、虫鱼、杂著5篇，多有陶冶性情、移易心境的行为指南。全书内容丰富，关涉百科，引起多方面学者的关注。

农史学界的研究者发现《调燮类编》卷三、卷四中多方面的内容与农业生产有着密切关系，所以该书长期以来受到农史学界的重视，许多著作广为引用。《中国农业科学技术史稿》《中国养禽史》《中国农史系年要略》等，都多处引用该书的材料，认为"《调燮类编》是我国古代的一部重要科技典籍"，"可称得上是一部日用百科全书式的古文献"。

不过，从全书的主体内容来看，其毫无疑问是一部养生著作。书中引用的绝大多数文献都直接或间接与养生保健相关。即使那些涉及天文地理、花草虫鱼的知识，也属于中医学认知的范畴。这是中医学的学科性质决定的。中医学本身就要求"上知天文，下知地理，中知人事"，需要有广博的知识视野。更何况养生的基本原则就是要顺应自然，协调阴阳。本书名为"调燮"，实际上已经表明了养生的指归。

二、主要学术思想

1. 环境养生思想

中医学认为，人体的一切生命活动都必须顺应阴阳变化的规律，否则将会导致疾病的发生。顺应自然，天地交泰，阴阳协调，保持人体内外环境的平衡稳定，是实现健康平安的重要条件。书中介绍了大量有关气象、地理、水源、居住环境等的养生知识，体现了本书编者高度重视环境养生的思想。

在气象环境方面，本书作者坚持人禀天地之气生，应四时之法成的理念，强调养生要主动适应自然环境的变化，如遇恶劣的气象，更要采取积极的措施，以防外邪的伤害。如"大雾，不宜远行，宜少饮酒，以御雾障""凝视日光，损目""大风大雾，大寒大热，勿冒犯之。以一握元气，岂可与大造敌耶？必不得已，亦须饱食，一切热气寒气，及邪气难入"等，指出对于恶劣气候若不能回避也要有所准备，以防受其侵害，可以通过饱食、少饮酒来增强人体抵抗力，以降低外界气候的影响。

在地理环境方面，本书明确指出地理环境是影响人类健康的重要因素，提醒人们养生要选择好的地理环境，尽量远离恶劣不良的地理环境。如卷一所引的《蠡海集》"河以北，坎位也，故其人多内实；江以南，离位也，故其人多内虚。内实者，阳在内，宜寒泻；内虚者，阴在内，宜温补"，按照《周易》的卦位理论分析了不同地域居民的群体性特点，指出了养生保健的基本方向。此外，书中援引《堪舆志》《广治平略》《文枢》《家语》《吕氏春秋》《草木子》等多家文献，也是为了说明地理环境之于养生的重要性。

在水源环境方面，书中所列举的"凡古井及深阱中，多毒气，不可辄入。其水尤不可饮，五、六月最甚，先下鸡鸭试之，若旋转不下，是有毒气。先以热醋数斗投井可入。窥露井损寿，塞古井令人盲聋""阴地流泉，六月行路，饮之发疟""温泉性热有毒，切不可饮，就浴能愈诸风恶疾。体虚者，毋得轻入。泉不流者，食之有害。山居之民，所以多瘿肿也"等情况，提示养生尤其要重视水源对人体健康的影响。水是人们生产生活的重要资源，只有在好的水源环境下才能身体健康，少生疾病。

在居住环境方面，本书强调居处环境与人的寿夭密切关系。居住环境舒适则精神愉悦，如"书斋宜明净，不可太敞。明净可爽心神，宏敞则伤目力"；居住环境不佳，就会对人的健康产生影响，如"屋无高，高则阳盛而明多，明多则伤魄；屋无卑，卑则阴盛而暗多，暗多则伤魂"。卷二还提出"人卧室宇，当令洁静，洁静则受灵气，不洁静则受故气。一身亦尔，宜常令洁静"。"洁静"即洁而静，既要求居处环境清洁，又须避免人声嘈杂。身心宁静，从容平和，才可达到既养身又养性的境界。

2. 时令养生思想

顺时养生是中医养生的重要内容，书中专列"时令"篇，尽管所载都是一些生活常识，似乎无关大旨，实寓意深刻，强调在不同的时令节气人们应该注意的生活细节。如"二月宜食韭，大益人心""四月为阴月，宜节声色，薄滋味，谨嗜欲，定心气""九月，取枸杞子浸酒饮，令人耐老""十一月，一阳初生，宜节慎，较仲夏尤甚"等，很多至今仍还适用。又如"八月勿食生果、生蜜、鸡子，勿食蟹，霜降后方可食蟹。秋谷初成，老人食之，发宿疾"，强调的是时节避忌。

3. 起居养生思想

起居有常就是说生活要有规律。本书论述了生活方式对人的影响，认为妥善处理生活细节，保持自身良好的习惯，在日常生活中养生，就是最主要的养生方式。具体内容可分以下几个方面。

从坐卧行走来说，"夏月不宜坐日晒石上，热则成疮，冷则疝。睡铁石上损目""大凡人坐，常以两手按膝，左右纽肩数十，则血气通畅，不生诸疾"等论述了坐的宜忌以及坐时的保健；"凡人卧床常令高，则地气不及，鬼吹不干""卧宜侧身屈膝，不损心气。觉宜舒展，精神不散。舒卧招邪魅。濯足而卧，四肢无冷疾。卧足一伸一屈，不梦泄""冬夏卧、被盖太暖，睡觉即张目吐气""睡不可张口，泄气损气，尤忌言语""卧弗蒙首得长寿"等记述了卧的姿势及宜忌；有"夏月远行，用冷水洗足成病""行路多，夜间向壁角拳足睡，则明日足不劳"等论述了行走的宜忌和保健。

从沐浴盥洗来说，本书介绍了很多沐浴养生的知识，如"沐浴未干勿睡，既睡饮水更睡，成水癖""频浴者，气壅于脑，滞于中，血凝而气散，体虽泽而气自损，故有疖疽之患"等。

从衣着汗便来说，也有很多经验之谈，如"春冰未泮，衣欲上厚下薄，暖时宜一层一层渐减，不可骤去""汗湿衣，不宜久着""大汗偏脱衣，及醉令人扇，生偏枯，半身不遂""醉不可忍大小便，成癃闭、肠痔等疾"等。

4. 饮食养生思想

饮食养生是中医养生的特色和优势，具有非常丰富的内容。本书按照传统的膳食结构，设立了粒食、清饮、蔬供、荤馔、果品5篇，在一般性介绍食物功能的基础上，重点介绍了有关食物的服用或搭配、制作宜忌，反映了编者重视食物宜忌的养生思想。

关于食物功能的记述虽然有些简单，但要言不烦，自成特色，如"粒食"篇载"天生五谷以养人，惟粳稻得中和之气""大麦性平凉，助胃气""豇豆补肾气，每日空心煮食，入少盐有益""扁豆白色者，久食头不白"等。寥寥数语即将食物特点揭示无遗。

关于食物宜忌的表述相对要详细些，涉及米面茶饮、瓜果蔬菜、鸡鸭鱼肉等。粒食宜忌方面载"荞麦过春月不宜食，能发风动气""荞麦多食动风头眩"等；清饮宜忌方面载"细茶宜人，粗茶损人。少饮则醒神思，多饮则致疾病""茶能止渴消食，明目除灾。人固不可一日无茶，然只宜于饭后，过饮则损脾胃"，认为过量饮茶反于养生不利；蔬菜宜忌方面载"八、九月多食姜，至春多患眼，损寿减筋力""冬瓜多食，阴湿生疮，发黄胆，九月勿食"；荤馔宜忌方面载

"鸡黄者，宜老人；乌者宜产妇""烂蒸老雄鸭，功效比参著也""患疟者，勿食羊肉，恐发病致死""鲂鱼，患疳痢者禁之"；果品宜忌方面载"梨治心热，生不益人，多食寒。产妇、金疮人勿食，令痿困。其性益齿而损脾胃，正、二月勿食""小儿食生栗难化，熟者多滞气，大人亦宜少食""胡桃多食动风痰"等。

总之，编者详细记载各种食物的宜忌，如同李鹏飞《三元延寿参赞书》多讲食物副作用一样，无非是提醒人们在享受食物美味的同时要有所节制，凡物都是利弊相兼的，不可不慎重。

5. 疾病预防思想

"不治已病治未病"是中医的传统理念，不仅落实于诊疗活动，为临床医生所遵循，更为养生保健所坚持。中医养生的根本任务之一就是疾病预防，"治未病"就是中医养生的精神所在。本书高度体现了中医"治未病"的理念。如卷一"时令"篇指出"元日，四更时取葫芦藤煎汤，浴小儿，终身不出痘疮""茭儿菜性寒，是月勿多食，令下焦冷，有伤阳道""七月七日，取赤小豆，男女各吞七粒，令人终岁无病""立秋日，用水吞赤小豆十四粒，一秋可免赤白痢疾"，属预防用药；又曰"冬至日……是日以赤小豆煮粥，合门食之，可免疫气"，属时疫预防；另有辟寒丹、辟暑丹，用于预防寒暑气候的侵害。卷二"秘方"篇列举有中暑发昏、旅途中暑、物落眼中、误吞竹木、鱼骨鲠塞、汤火伤等属意外之患的急救方药和方法。

疾病的预防，从根本上来说还是要增强人的体质，提高人的正气。本书载录了大量按摩保健的内容，至今仍有参考价值，如"手患冷者，从上打至下，得热便休。脚冷打热亦妙，愈于向火""早摩手令热，以摩身体，从上至下，名曰干浴，令人除百病"等。通过按摩可以疏通经络、流通气血，从而达到防病健身的目的。此外，"夜间小便时，仰面开眼，至老不昏""将睡叩齿，则齿固。用温盐汤漱口，坚牙益肾"等也是简便易行的保健方法，值得借鉴。

三、学习要点

1. 了解本书性质

前已述及，本书内容丰富，可称得上是一部日用百科全书式的文献。且不说其文献价值，仅就其内容的知识性而言，更像是一本日常生活指南。全书除了卷一的"总纲"部分有些引文稍长外，绝大多数引文都很短小，有的只是一两句话，甚至只有十几二十个字，但内容都很实际，都是"知识点"。如"重雾三日必大雨，未雨不可出行""雪水甘寒，收藏能解天行时疫，一切热毒，烹茶最佳。或疑太冷，实不然也""肺病好哭，脾病好歌，肾病好呻吟，肝病好呼叫，心病好妄言""脉勇怒而面青，骨勇怒而面白，血勇怒而面赤""鸡知时，鹊知风，蚁知水，其精灵有胜于人者""指甲中有垢者，以白梅与肥皂一处洗，则自去""染头发，用乌头、薄荷，入绿矾，染之""手捏耳边止火痛"等，都是一些生活中的小常识，人们往往"日用而不知"，但了解一些这样的生活小知识会给日常生活带来很大便利。

2. 重视日常养生

大道至简，养生的学问最后都要落实到日常生活中来。《庄子》有一桩"公案"，说"道在屎溺"，很多道学家读了《知北游》总感到有些不舒服，尤其对"每下愈况"更觉难以理解。养生界也有同样的情况，许多人把养生当作大学问，觉得养生要有长远规划、宏伟蓝图，起码也得掌握一两套功夫，像太极拳、易筋经之类；或者着意于饮食营养，严格计算一日三餐的蛋白质、脂肪搭配；或者钟情于运动，捏着里程表计步数。这些做法当然没有什么大错，但似乎也是一种负担，能持而久之者恐非多数。其实还是庄子说得好："善养生者，如牧羊然，视其后者而鞭之。"现代大多数人的养生短板都在于不太重视日常起居的养生，甚至犯了单豹、张毅那样的错误。因此，从

"鞭后羊"的角度看，养生应从日常生活留心，不要忽视日常小事，勿以善小而不为，恶小而不弃，应该从日常的每件小事做起，慎始善终，敬慎若惕，学会在日常生活中养生，在养生中生活。生活中的小事亦有着养生的学问，只要多留心，多注意，日常行为方式合乎健康的要求，持而久之，养成习惯，养生的经验也就积累起来了。

叶明花　蒋力生
2020 年 10 月

1. 版本选择 《调燮类编》现存最早版本为海山仙馆丛书本。民国时期，上海商务印书馆印行的《丛书集成初编》收录该书。

本次整理点评即以海山仙馆丛书本为底本，以《丛书集成初编》本为主校本，并以书中所引文献的通行本为参校本。

2. 原书底本为繁体竖排，今改为简体横排；繁体字改为简化字；正文中夹有小字注时仍为小字排版；原书中表行文上下位置的"右""左"径改为"上""下"。

3. 采用现代标点方法，对全书进行标点。

4. 校勘以对校、本校为主，辅以他校。凡底本有误者，从校本改后出注；文字互异者，不改底本，出注说明。

7. 本书所载临床方药应在医生指导下运用。

卷 一

总纲

天体如碧璃，透映而浑圆；七曜列宿，层层旋转以裹地。地如弹丸，适天之最中；人所居立，皆依圆体。天运旋于外，其气升降不息，四面紧塞，不容居侧，地不得不凝于中以自守也。然总无方隅，四面都是，上无可坠处，适天之至中，亦无可倚处。天之东升西降，亦就人所居而言，天则无处非升，无处非降，浑沦环转而已。地圆则无处非中，以天顶而分四方，亦可界为三百六十度，以合天行也。《天经或问》

天之虚，非虚也。虚者，气充满之，无有空隙。如以瓶挈水，闭其一孔，水便不入，气塞中也。气即天也。地之实，非实也，气出入之，虽有土石，其坚者悉在皮表，进焉则虚濡也。天内有气，故时结为欃枪彗孛诸星，映为晕珥霭珮诸象。地内有空，故潮汐呼吸，转为泉源，深山大谷，吐为云雾，阴伏阳愆，发为震撼，其理一也。《天经或问》

西人精于天文，其历法较中法尤为缜密。中法谓水载地，而天包水，而气承天；西法谓地居天中，四面皆空，亦四面皆上。中法谓天圆如倚盖，地方如棋局；西法谓天体圆，地体亦圆。中法谓天去地二亿一万六千七百八十一里半度，地之厚，与天高等，南北相去二亿三万五千五十七里二十五步，东西短四十步；西法谓天体不可思议，地体循环，不过九万里。中法指恒星为天；西法七政恒星，各居一重天，而恒星之上，复有天。中法分周天为三百六十五度有奇，西法齐之以三百六十。中法分一日为百刻，西法齐之以九十有六。中法南极入地三十六度，常隐不见，北极出地三十六度；西法极之高低因人所居而定。中法日月有形无质，故相遇不相碍；西法日去人远，月去人近，竿影可验。又论恒星有南北差，黄赤道有疏密差。七政有视差，七政近地平，有清蒙气差。日食有三差，生于视；又有外三差，生于气。月食时刻与节气时刻，有里差。种种数法，根极理要，令术家无可置喙。又谓日大于地，月小于地，五星大于月，月食于地影，论似奇而实确；月五星有本轮，有次轮，轮法虽繁而实当。至若算历有术，三角八线之用，通神达化；窥天有器，浑仪远镜之制，穷巧极工。是以赜无不探，隐无不索，羲和复起，弗能易矣。《敬堂文钞》

【点评】《调燮类编》作者热衷对未知天体的探索和研究，是一位极度热爱生活的人。关于天体、星宿的描述，其摘录的《敬堂文钞》文分别从西方人与东方人的角度对天体进行了描述，有助于我们了解自然，了解世界，了解我们自己生存的环境，更深刻地知晓如何养生。

凡地以名山为辅佐，石为之骨，川为之脉，草木为之毛，土为之肉，东西为纬，南北为经。山为积德，川为积刑，高者为生，下者为死，邱陵为牡，豀谷为牝。山者水之源，水者山之委。诸山皆发于昆仑，本虽同而末则异；诸水皆会归于海，本虽异而末则同。所以山愈耸愈高，而分则小；水愈下愈大，而合则多。其势然也。《广治平略》

【点评】上段介绍了山川地理状貌的不同特质，以及山川河海紧密相连的相互关系。大自然的地貌就跟人一样，山石好比人的骨骼，山土好比人的肌肉，川河好比人之血脉。人生于自然，归于自然，当然也统一于自然，因此养生也应如此——道法自然。

山西少雷，滇南无雪，粤中无瘴气，燕地冬无雨。推而论之，如太平海全无风浪；大西洋至大明海，四十五度以南，风有定候，四十五度以北，风常变乱，候忽更二十四向；小西洋至大浪山，潮极大而风浪甚险；满剌加国，无风而候起数里之波；北极之北海，冰堆成山矣；哥阿之地，无雨常晴，晴至数年；德墨多国，则多雨；泥入多国，则无雨，亦无云；泥禄河，一年一涨；亚大腊之山顶，终古晴明，盖其地独高，云雨皆在其下耳。然则风晴雨雪，亦随时随地为之，非可一律求也。《堪舆志》

【点评】上段引用《堪舆志》一文，描述不同地区气候环境之异同。养生除了强调日常生活行为的自我调摄保养以外，还要提醒自己尊重自然，顺应自然万物规律。例如文中谈论的气候问题，不同地区的气候环境千差万别，山西之地少雷，滇南之地无雪，粤中之地没有瘴气，北极之地冰雪成山。因此，养生保养也应该顺应自然天气条件，选择有利的气候环境，避开不利或有害的气候环境。

历所纪者候也，而候之所应，则惟气，气至而物感物而候变，如天地之气。挠万物者，莫疾乎风也。正月而东风解冻，则天地收敛之气散矣；七月而凉风至，则天地发舒之气散矣。动万物者，莫疾乎雷。二月而雷始发声，阳之中也；八月而雷始收声，阴之中也。悦万物者，莫悦乎泽；润万物者，莫润乎水。六月而土润溽暑，大雨时行者，阴之湿，阳之终也；十一月而水泉动，十二月而水泽腹坚者，阳之动，阴之终也。阴阳之气，变而为虹。季春虹始见者，阳胜阴也；孟冬虹藏不见者，阴胜阳也。阴阳之气，鸟兽草木，得之为先。鹰主杀而秋击，鼠主贪而夜出，而卯辰之月，能化鸠驾者，以卯辰者，阳之壮，阴为阳所化也；爵乳子而春集，雉求雌而朝呴，而戌亥之月，能为蜃蛤者，以戌亥者，阴之极，阳为阴所化也。蛰虫启户者，与阳俱出也；蛰虫坏户者，与阴俱入也。孟春而獭祭鱼者，逐阳气而上游也；季秋而豺祭兽者，感阴气而见杀也。春而鸿雁北，元鸟至者，各乘其阳气之所宜也；秋而鸿雁来，元鸟归者，各乘其阴气之所宜也。二月而仓庚鸣，四月而蝼蝈鸣者，鸣以阳也；及五月一阴始生，鵙一鸣，而反舌则无声矣。七月而寒蝉鸣者，鸣以阴也；及十一月一阳始生，鹖鴠能鸣，而感阳则不鸣矣。四月而蚯蚓出者，阴之屈者，得阳而伸也；十一月而蚯蚓屈者，阳虽生矣，而阴尚屈也。夏至得一阴而鹿角解者，鹿，阳兽也；冬至得一阳而麋角解者，麋，阴兽也。草木正月而萌动者，阴阳交而为泰也；九月而黄落者，阴长阳消而为剥也。桃桐华于春者，应阳之盛也；黄菊华于秋者，应阴之盛也。四月靡草死者，阴不胜于阳也；十一月而荔挺出者，阳初复于阴也。麦得阴之稺也，故金旺而生，火旺而死，而麦秋在于四月也；禾得阳之稺也，故木旺而生，金旺而熟，而禾登于七月也。至于腐草之为萤，则植物之变为动物，无情之变为有情，岂非阳明之极，而阴幽之物，亦随之以化哉？大抵阴阳二气无形而默运于内，风雨露雷，昆虫草木，有形而改变于外。君子触其景而测其应，则可以寓对时育物之心，因其候而思其义，则可以悟阴阳贞胜之理矣。《广治平略》

【点评】文中摘录《广治平略》，记述了自然气候随着四季变化的特点，并根据季节的气候阴阳之变化描绘了不同季节不同动物、植物的生活习性。如正月初春而阳动，草木生发，桃树、梧桐应于阳，生于春；九月秋来，草木肃金，枝黄叶落，菊花应于阴而盛于秋。自然界的万千生物都顺应着自然变化之道而发展，更何况我们人呢？

木、火、土、金、水，五行相生之序也；水、火、金、木、土，五行相克之序也。然往来生死，循环无端。东方木，而丹章有金铜之山；南方火，而交趾有大海之川；西方金，而蜀陇有名材之林；北方水，而幽都有积砂之地，则生克无定位也。水性寒也，而有华阳之温泉；火性热也，而有萧邱之寒焰；金性坚也，而有拂菻之流金；木性浮也，而有哀牢之沉木，则生克无定质也。非心通造化者，孰能究其微乎？《文枢》

坚土之人刚，弱土之人柔，墟土之人大，沙土之人细，息土之人美，秏土之人丑。《家语》

轻水者，多秃与瘿人；重水者，多尰与躄人；甘水者，多好与美人；辛水者，多疽与痤人；苦水者，多尪与伛人。《吕氏春秋》

木气人勇，金气人刚，火气人强而燥，土气人智而宽，水气人急而贼。《任子书》

山气多男，泽气多女，水气多暗，风气多聋，木气多伛，石气多力，险阻气多瘿，暑气多残，云气多奇，谷气多痹，邱气多尪，衍气多仁，陵气多贪。《草木子》

【点评】五行生克，次第有序，自然万物早已贴上了五行的标签，各自有着不同的五行属性，发挥其用。我们要不断学习和掌握大自然五行属性特质，并将之运用到养生实践中。

耳目为阳也，故便左；手足为阴也，故便右。人之目，上睫动者，天气运于上也；人之口，下颔动者，地气运于下也。

河以北，坎位也，故其人多内实；江以南，离位也，故其人多内虚。内实者，阳在内，宜寒泻；内虚者，阴在内，宜温补。

九为老阳，六为老阴，乃数之极。极则不生，惟变化耳。八为少阴，七为少阳，少则生育。生育之道，交媾存乎其间，故八交七，七交八。八交七，是以女子生也，七月而齿，七岁而乱，二七而天癸至，七七而天癸绝。七交八，是以男子生也，八月而齿，八岁而乱，二八而天癸至，八八而天癸绝。盖男子少阳得七数，其根实在于八，女子少阴得八数，其根实在于七也。

或问三魂七魄之说，答曰：此洛书九宫之位，三居于东，七居于西。东为木，主藏魂者肝也；西为金，主藏魄者肺也。

人之手心，抓而不痒，足心抓之则痒者，何也？盖人手心通心气，心属火，喜动故不痒；人之足心通肾，肾属水，喜静故痒。《蠡海集》

男子之生也覆，女子之生也仰，其死于水也亦然。男子内阳而外阴，女子反是。《东坡志林》

人生一月而膏，二月而胅，三月而胎，四月而肌，五月而筋，六月而骨，七月而成，八月而动，九月而躁，十月而生。《淮南子》

发乃血余，齿乃骨余，指甲乃筋余，气乃神余。《相经》

心精为火，其色赤，其窍上通于舌；肝精为木，其色青，其窍上通于目；肺精为金，其色白，其窍上通于鼻；肾精为水，其色黑，其窍上通于耳；脾精为土，其色黄，其窍上通于口。《子华子》

肺病好哭，脾病好歌，肾病好呻吟，肝病好叫呼，心病好妄言。

脉勇怒而面青，骨勇怒而面白，血勇怒而面赤。

神为气主，神动则气随；气为水母，气聚则水生。故人一身，贪心动则津生，良心动则泪生，愧心动则汗生，欲心动则精生。《汇纂》

【点评】天地阴阳变化是万物生长、变化、发展之根本，人亦是如此。女子以七，男子以八为常数，女子二七天癸至固有子。此外，五行对应人体五脏，亦与阴阳变化相关。例如，东方属木，阴中之少阳，其色青，上通于目，主藏肝之魂；西方属金，阳中之少阴，其色白，上通于鼻，主藏肺之魄。应了解脏腑各自功能和特点，并将之运用到自我养生保健中。

人心思火则体热，思水则体寒，怒则发竖，惊则汗滴，惧则肉颤，愧则面赤，悲则泪出，慌则心跳，气则麻痹，言酸则垂涎，言臭则垂唾，言喜则笑，言哀则哭；又若日有所见，夜必梦扰，日有所思，夜必谵语，窍迷则成痴，怒则发狂，此皆因心而生者也。人可于灵君令一刻不在绛宫，以统百属乎？

精、气、神，道家所谓内三宝也。耳乃精窍，目乃神窍，口乃气窍，是为外三宝。宝内所以安外，宝外亦所以养内也。《遵生笺》

【点评】文中引用《遵生八笺》文描述人的复杂情绪，以及情绪变化反作用于人体的表现。怒则发冲冠，受到惊吓则会汗出，恐惧则会肌肉颤动等。心为君主之官，神明出焉。心能产生各种情绪，各种情绪变化又会反作用于心，所谓"言喜则笑，言哀则哭……此皆因心而生者也"。人之内三宝是精、气、神，人之外三宝则是耳、目、口。耳朵为精之窍，眼睛为神之窍，口为气之窍，耳、目、口都是内三宝外出之所，是养生保精的重要部位。

东方有比目鱼，南方有比翼鸟，西方有比肩兽，北方有比肩民，中有枳首蛇，此四方中国之异气也。《尔雅》

动物本诸天，故头顺天而呼吸以气；植物本诸地，故根顺地而生降为津。盖动物取气于天，而乘载以地；植物取精于地，而生养以天。《通考》

人顺生，草木倒生，禽兽横生。《说原》

甲虫影伏，羽虫体伏。食草者多力而愚，食肉者勇敢而悍。龁吞者八窍而卵生，咀嚼者九窍而胎生。无角者膏而先前，有角者脂而先后。食叶者有丝，食土者不息。食而不饮者蚕，饮而不食者蝉，不饮不食者蜉蝣。蜿属却行，蛇属纤行。蜻蜓属注鸣，蜩属旁鸣，发皇翼鸣，蚣蝑股鸣，荣原胃鸣。《酉阳杂俎》

猬使虎口，蛇令豹止，物各有所制也。鹊巢知风之自，獭穴知水之高下。《淮南子》

视鸥制柁，观鱼制帆。

鸠食桑葚则醉，猫食薄荷则醉，虎食狗则醉。

鸬鹚能敕水，故宿水而物不害。

鹳能步巫禁蛇，啄木遇蠹，以嘴画字成符，而蠹出。

鹊有隐巢木，鸷鸟不能见。

燕避戊己日，则巢固而不倾。

鹳有长水石，故能于巢中养鱼，而水不涸。

燕恶艾，雀欲夺之，则啣其中。

燕避戊己，蝠伏庚申。

一岁三蚕，则桑弱马耗。

鸟无胃肺，蛤蜃无脏。

蛭以空中而生，蚕以无胃而育。

昼抱者，鸺鹠鹳雀也；影抱者，龟鳖鼋鼍也。

鲎皮壳甚锐，然性畏蚊，蚊小螫之，辄毙。

煮羊以䕡，煮鳖以蚊。

物有相感，鹈胡饮水数升而不足，鳣鲔入口若露而死。

猿有手可以捕鼠，鹿有角可以制犬，而制于犬。《续博物志》

飞禽卵皆先具形，待交始生育；走兽胎生，胎则遇交始成形生育。是以有旦卵，无旦胎也。兽得阴数，阴数无始为无上，故无翼；禽得阳数，阳数无终为无下，故一窍而无尿也。

鸡、鹅、鸭、家畜不能飞，其他野禽皆能飞。或曰：家畜皆卵内即生毛，故不能飞，野禽皆卵外生毛，故能飞。又曰：家畜雌抱伏而雄不抱伏，得阴气多，故不能飞，野则雌雄皆抱伏，故能飞也。二说皆通。

春夏之气飞腾，物因之而变化者亦然，青虫化为蝴蝶，水虫化为蜻蜓之类是也；秋冬之气潜降，物因之而变化者亦然，雀入大水为蛤，雉入大水为蜃之类是也。

鹤以怨望，鸥以贪顾，鸡以嗔视，鸭以怒嗔，雀以猜惧，燕以狂盱，莺以喜啭，乌以悲啼，鸢以饥鸣，鹤以洁唳，枭以凶叫。鹅飞则蜮沉，鹝鸣则蚓结。鹳俯鸣则阴，仰鸣则晴。陆生之鸟，味多锐而善啄；水生之鸟，味多圆而善唼。短脚者多伏，长脚者多立。《禽经》

鹭目成而受胎，鹤影接而怀卵。鸳鸯交颈，野雀传枝。龙能变水，人能变火。《阴阳变化论》

鸠化为鹰之类，皆身在而心化，若鼠为鴽雀，雉为蛤蜃之类，皆

据身而化。《周礼注》

鹤以声交，鹊以意交，鸀鹩以睛交而孕。凡禽以翼右掩左者雄，左掩右者雌。野鸡属阴，先鸣而后鼓翼；家鸡属阳，先鼓翼而后鸣。《尔雅疏》

乾为马，坤为牛。乾，阳物也，马故蹄圆；坤，阴物也，牛故蹄折。阳病则阴胜，故马疾则卧；阴病则阳胜，故牛疾则立。马，阳物也，故起先前足，卧先后足；牛阴物也，故起先后足，卧先前足。《造化权舆》

暮鸠鸣即小雨，朝鸢鸣即大风。鹅惊鬼，鸀鹩厌火，孔雀避恶。

牛走顺风，马走逆风。犬喜雪，马喜风，豕喜雨。

兔吐子，鹈鹕吐雏。虾蟆无肠，龟肠属于头。

羊跪乳为孝，鹿断肠为慈，蚁立君臣，雁笃夫妇，犬马报主。

鸡知时，鹊知风，蚁知水，其精灵有胜于人者。《通典》

龙不见石，人不见风，鱼不见水，鬼不见地。人火得水则灭，龙火得水而炽。《内典》

虎善卜，狸善搏，鹳善符，鹤善舞，鸡善斗，鸢善歌，鹦鹉善言，鸠善步罡，鸳善画印，鹈鹕善救，螺蠃善祝；蛇蟠向壬，鹊巢避太岁；燕伏戊已，虎奋冲破乾；鹊知来，猩猩知往；鹤声抱，鳖睛抱，虾蟆声抱；熊宜经，鸟宜申，龟宜息，狼宜顾；此皆物性自然之巧也。

青要食虎，金翅鸟食龙，蜈蚣食龙，鼠食象，狮食象，角端食狮，元龟食蟒蚺，蛇吞鹿，狼虿啮鹤，蜘蛆困腊蛇，蟾毙蜈蚣，飞鼠断猿，岂在形之大小哉，气足以制之而已。

獭饮酒而毙，猩猩饮酒而伏，虎食杨梅而醉，雀食木鳖而醉，熊食盐而死，鱼食巴豆而浮，雏鹩食豕肉而疯，猫食黄鱼而癞，狗食木

鳖而死，此皆物性之违也。《留青》

阴阳变化，莫可端倪。如雀化蛤，雉化蜃，蛇化雉，蛙化鹑，黄鱼化鹑，田鼠化鴑，鹪鹩化雕，鹰化鸠，鸠复化鹰，虎化鯸，鯸亦化虎，海鲨化虎，鳝鱼化鲎，蛇化鳝，竹化鳝，荇茅根化鳝，死人发化鳝，腐菌化蜂，橘蠹化蝶，疏菜化蝶，树叶化蝶，坏尸化蝶，水蛎化蜻蛉，饭粒化蜘蛛，茅根化蝇，烂灰生蝇，蛆化蝇，蝇复生蛆，茅根化萤，竹根化宵行，朽木化蝉，木蠹虫化蠰牛，白爪子化蠹鱼。稽之简策，确有可据。其他书不尽传，而山林湖海之士，能凿凿言之者，又不知凡几也。阴阳摩荡，神矣哉。《敬斋随笔》

象胆随四时，在四腿。熊胆春在首，夏在腹，秋在左足，冬在右足。黄颡鱼胆，春夏近上，秋冬近下。蚺蛇胆，上旬近头，中旬在心，下旬近尾。

龟行气导引，鹤能任运脉，熊举目引气，谓之熊经。

蝙蝠善伏气。

鹿卧唧外肾，能通督脉。

猴无脾以行消食。

鹧鸪夜飞，则以木叶自覆其背。

绥鸟必远草木，虑触其嗉。

黄鸟冬月以泥自裹伏，候春始出。

鹳伏子择礜石以暖气。

鸳鸯窟破冢间，以狐自卫；乌贼鱼吸波噀墨，令水溷黑以自全。

鸡知将旦，鹤知夜半。驴鸣应更，鹅亦应更节。猫目可定时，鱼脑螺肉，及蟹黄白，皆应月。

獭肝一月一叶。

猫鼻常冷，惟夏至一日则温。

虎啮人，狸啮鼠，皆随月旬为上下。

鹎鸣在上，蛇蟠不动；鹘鸣在上，猬反不行。鱼不畏纲罟，而畏鸬鹚。

白蚁闻竹鸡声，则化为水。

龙畏蜡，蛟避筒。

守鱼以鳖，养鱼以鳝。

狐善疑，犹善豫。

鹊立，必顺风而东向；鹧鸪开翅，必先南翥。

猫欲孕，可以借气于帚；鸡无雄，可以借气于灶。

羊性前逆，宜驱；牛性前顺，宜牵。

鹪鹩刺巢如袜，绶鸟吐物如锦。

鹭啄则丝偃，鹰捕则角弭，藏杀机也。

鹅见异类，差翅鸣；鸡见同类，拊翅鸣。

子规先春而鸣，百舌夏至而嘿。

斑鸠雄呼晴，雌呼雨。

鹳群飞击雨，雨为之散；鹘响风摇翅，因风疾击。

鸟迎风而飞，鱼逆流而上。

山鸡自爱其羽毛，终日影水自照；孔雀密护其身，弗令人见。

象退牙，犀退角，麝退香，皆辄藏覆。

狐能礼北斗，乌鱼首有七星，夜朝北斗。

蛭寸裂，得水则生；鳖既烹，得苋即活。

虾蟆怀土，取置远处，一夕自返；云南茧蝶，携至别省，万里飞回。

鹿比类而环角以自防，羚羊独栖而悬角木上以远害。

獭祭鱼，其祭也圆铺，水象也；豺祭兽，其祭也方铺，金象也。

鹰不击伏，鹘不击妊。

蜂一日两朝，应潮上下。

蚁居必有等，行必有队。

群鹿视尘尾为准。

羊以一雄为主，举群听之。雉分地为界，界以一雄为主，莫敢越界。

蜈蚣性制蛇，而蜘蛛、蜗牛、蜓蚰能制蜈蚣。

蛙畏蛇而制蜈蚣，三物相值，皆莫能动。

象伤见日即痊，蝎尾断能自续。

尘尾生风，蜥蜴吐雹，蟹畏雾，蚕畏风湿。

鲨畏隙光，射之必死，而日中曝之反无恙。

马力在膊，驴力在胪，象一躯之力皆在鼻。

鹿走必山冈。

骆驼知泉脉。

鸡子日中则正，日昃则偏。

蝌蚪月大先生前足，月小先生后足。

牛于月望前生者，子行母前；月望后生者，子随母后。

象交牝则在水中，以胸相贴。

瓦雀雌雄相感，必一俯一仰。

海东青，小鸟也，能擒天鹅；燕，弱鸟也，能剪海东青。

鹦鹉四趾齐飞，鹔鹴一足起舞。

乌鱼胆甘，鳜鱼有肚。

乌鲗引鸟，鲮鲤诱蚁。

鳗鲡附鬐而生，水母以虾为目。

鸬鹚取火，火鸦吞炭。

鲅鱼腹中能贮水养子，鹳鸟伏子，能营池养鱼。此皆化工之巧，在物亦不自知其所以然也。《汇抄》

禽畜菜茄之色，所在不同。如江浙间，猪黑而羊白，至江广吉州，二者反是。苏秀间鹅皆白，或有斑褐者，则呼为雁鹅。若吾乡凡鹅皆雁也。小儿至取浙中白者，饲养以为湖沼观美。浙西常茄皆紫，其皮白者为水茄；吾乡凡茄皆白，而水茄则紫。其异如是。《宋永亨搜采异闻录》

东方多麦稻，西方多麻，北方多菽，中央多禾。

漠北五谷不生，地气冷故也。今温州田禾一岁四熟，广东又有三熟田，地气暖故也。

粳有水旱二种，南方地下，涂泥多宜水稻；北方地平，惟泽土宜旱稻。西南夷亦有烧山地为畬田，种旱稻者，谓之火米。

五谷之种数百，各随土地所宜。其形之光芒长短大小不同也，其色味之赤白紫乌、坚松香否不同也。其性之温凉寒热，亦因土而异。

触露不掐葵，日中不剪韭。

姜畏烈日，藕畏南风。芫荽喜秽语，芝麻须夫妇同种。

望梅止渴，食芥堕泪，五液之自外也。

蓬生麻中，不扶自直；青由蓝染，反胜于蓝。

南瓜节节生根，柳杨倒插亦活。《农圃全书》

稻花也，葵花也，莲花也，昼炕宵合而向日；麦花也，菱花也，拘佛头花也，宵炕昼合而向月。亲阳亲阴性也。《留青》

四时有花者，月桂，四季桂，月月红。而春夏秋冬，各有其种者，碎剪罗也。四时不凋者，松、柏、樟、竹、石楠、冬青、黄杨、棕榈、黄柏、樟脑、萱草、万年青、吉祥草、金星草、木贼草、黄连、厚朴、麦门冬、金银藤。而秋蕊冬花，春实夏熟，合四时为生成者，枇杷也。草木分雌雄者，谷树、竹笋、鸡舌、牛膝。而雌雄必须相对，或映水乃结实者，银杏也。草木具人物形者，柏木、楠木、芜菁、松、芥、枸橼、茯苓、枸橼、商陆。而五官四肢毕备，或夜半能作人声呼叫者，人参也。《通考》

梧桐纪月，左右生十二叶，从下敷一叶为一月，有闰则生十三叶。藕十二孔，闰益一孔。茨菰一根，环十二子，闰年十三子。芋生应月，遇闰则益，立夏后种，即不孕子。菱花背日而舒，昼合宵炕，随月转移。葵叶倾日，不使照其根。黄杨性最难长，每闰年则低一寸。臭条随日，东向转西，暮则下垂，至旦仍东向日。胡椒叶晨开暮合，夜合花暮叶自合。何首乌入夜藤自交合。天将雨，桤先起，号为雨师。冬青花、五谷树并可占水旱。类而推之，则古史所纪朱草生，蓂荚滋，亦常理耳，乌足怪？《汇典》

萱草可忘忧，夜合花蠲忿。橙花难发，榛实多空。桃花爱艳妆，罂粟喜秽语。桂树气侵他木，瑞香味损群花。玫瑰喜分移，菟丝能绝地。枳枸能夺酒味，椰浆可以醉人。杨花入水化为萍，橘树逾淮变为枳。蚯蚓结为百合，马沥化为苁蓉。梧桐枝实干疏，郁李先开后合。虞美人花见人讴歌则动摇如舞；紫薇花树秃无皮，搔之枝即摇动。唐棣树润无风自动；独活得风不摇，无风自动。草木虽曰无知，气机自能鼓铸。拈花微笑，会心者应嘿嘿点首也。《汇抄》

桃枝以四寸为一节，木瓜一尺一百二十节。木兰去皮不死。荆木心方。木再花，夏有雹；李再花，秋大霜。山上有葱，下有银山；上有薤，下有金山；上有姜，下有铜锡山；有宝玉，木旁枝皆下垂。《酉阳杂俎》

金百炼不轻，久埋不黯，而精气往往外现。玉气如白虹，精气见于山川。饵玉者能化之为水，消之为饴，烧之为粉。最奇者，火玉可烹鼎，暖玉可辟寒，寒玉可辟暑，香玉有香，软玉质柔，观日玉洞见日中宫阙。银能镇心，可粉，可柔，可炼为母。珠御火灾，尤珍者，能夜明，能走盘，能定风，能辟尘，能履水。马脑天生文彩，其中往往有人物鸟兽诸形。玻璃展开，有两点花纹。玫瑰起之，层层各异。猫睛石一线中横，四面活光，轮转照人。空青有浆者，能化铜铁铅锡作金。珊瑚能化金浆玉液。琥珀中有蜂形，可拾芥。妙硫砂面面如镜，遇阴晦有红浆汁出也。柏砂奕奕光生，照见一室。雄黄奇特者，价类金，有孕佩之转女成男。雌黄阴山金气所薰，造化黄金，非此不成，亦能柔五金、干汞。此皆实气之神明变化，非明眼人莫测其底里也。《汇钞》

闻钟可识兴衰，听瑟可知生杀。鼓音可验晴雨，灯心可辨吉凶。漆器雷火不焚，棕绳入水不朽。洋镜光映千里，罗盘字定四方。阳燧对日则燔，方诸照月则润。桃符辟鬼，笔墨通灵。玑衡上测天机，斤削下关地气。凡此皆人工所制，而气机应焉。况秉五行之精，而各从其类者乎。《通考》

槟榔熟柿，皂荚藏蟹。死猫引竹，翡翠屑金，人气粉犀。物有相感，非人智虑所及。《归田录》

虎啸风生，龙吟云起。磁石引针，琥珀拾芥。漆得蟹而散，麻得漆而软，树得桂而枯。戎盐累卵，獭胆分杯。其气爽之相关感也。《本草经》

胡桃烧灰可藏针，酸浆入盂水垢浮。灯心能细乳香，榧子能软甘蔗。撒盐入火中，炭不曝。皂角入灶突，烟煤坚。瓜得白梅烂，栗得橄榄香。猪脂炒榧，皮自脱。韶粉和梅，牙不酸。滑石可去衣油，石灰可藏铁器。蘘汤洗杯，青蝇不至；焯炭断道，行蚁自回。桐油入水池荷死，江茶入水池菱枯。松毛可杀米虫，麝香能祛壁虱。马食鸡粪，则生骨眼；苍蝇蚀蚕，则生肚虫。春日火烟青，冬日火烟黑。香油抹龟眼，则入水不沉；唾津抹蝶翅，则当空高飞。乳香久留，能生舍利；松根年久，则生茯苓。橘树不宜肥，枇杷不宜粪。羚羊角能碎佛牙，人发根粘起舍利。橘过江北化为枳，麦得湿气则为蛾。荆叶逼蚊虫，台葱逼蝇子。酒能发香，藕皮散血。荸荠煮铜则软，甘草煮铜则硬。芒种日螳螂一齐出，九月九蚊子嘴生花。燕畏艾人，蝎畏蜗牛。磬畏苊茹，斧怕肥皂。螺蛳畏雪落。蜘蛛申日能越，燕子戊日不归。夏月热汤，入井成冰；冬用柳絮，衬砚不冻。草索可祛青蝇，荞茎能卫飞蛾。蚕过小满则无丝，蟹过霜降方可食。枳实软鱼骨，薄荷去鱼腥。灯心能煮江鳅，麻叶可逼蚊子。物类相感，如斯而已。《东坡物类相感志》

蛇化为龟，雀化为蛤，盖其神浅，精思之有日，时至形化，性使之然也。老枫化为羽人，朽麦化为蝴蝶，自无情而之有情也。贤人化为贞石，蚯蚓化为百合，自有情而之无情也。朽瓜为鱼，腐草成萤，粪丸生蠕白，人血化野火，感气而变化，固无足怪。昆虫不蛰，不能奋扬；木不敛津，岂能条畅。枭夜明而昼昏，鸡昼明而夜昏，禀性使然也。牝牡之道，龟龟相顾，神交也；鹤鹤相唳，气交也。盖由情爱相接，所以神气可交也。豹虎行，草木偃；毒鸠怒，土石揭。威之所铄，气之所搏，顽嚚为之作。狐狸之怪，雀鼠之魅，不能幻明镜之鉴者，明镜无心之故也。悲则雨泪，辛则雨涕，愤则结瘿，怒则结疽，心之所欲，气之所属，无所不有。胡人多髯矬足，羌人拗鼻仰首。胡夫越妇，生子似父；蛮夫羌妇，生子似母。或阴孕阳，或阳孕阴也。梨接桃，其实毛；梅接杏，其实甘。或刚孕柔，或柔孕刚也。涧松所以能凌霜者，藏正气也；美玉所以能犯火者，蓄至精也。镜非求鉴于物，而物自投之；橐非求饱于气，而气自实之。观其文章，则知其人

贵贱焉；观其书篆，则知其人性情焉；闻其琴瑟，则知其人道德焉；闻其教令，则知其人吉凶焉。《谭子化书》

【点评】以上主要介绍大量动植物的生理特点、功能属性。对植物而言，因其生长的气候、水源、土壤等存在区域性差异，产出的食物也有所不同。例如，依据地域差异，东部地区多产麦稻，西部则多产麻，北方多菽，中央多禾；就时间季节上说，秋蕊，冬花，春实，夏熟，月桂、四季桂、月月红四季常开，松树、柏树、樟树、棕榈树、竹等四季常青。此外，人们还将动植物的功能特性运用到日常生活之中，寻求便利，例如中药榷子可以软化甘蔗；韶粉和梅可以预防牙酸；盐入火中，炭火不会弹爆火芯；酸浆可以化水中污垢。人们应不断学习和掌握自然规律，了解不同物种的功能特性，更好地为己所用，养护身体。

乾栋

《天经或问》：天大地小，地在天中，大气举之，四面皆空。人附地四面皆上，脬豆可验也。

《春秋内事》：积阳之热气生火。火气之精为日，故阳燧见日，则热而为火。按阳燧以铜为之，如镜而中凹，投艾向日，取火立蓺。

《淮南子注》：方诸，大蛤也。熟摩拭令热以向月，则水生，可治内热。朱子曰：雷虽只是气，但有气，便有形。据此，则雷斧雷字之说，理或有之。必泥王充《论衡》，非敬天之道也。

重雾三日必大雨，未雨不可出行。

《云笈七签》：五日午时，取天落水磨朱，写一"龙"字。明年若又雨，取水磨墨，写一"龙"字如钱大，二字合作一丸。妇人难产，乳香汤吞之，生出男左女右，手中握字丸即下。如次年无雨，丸字无用矣。每年须写百字以济人。

雪水甘寒，收藏能解天行时疫，一切热毒，烹茶最佳。或疑太冷，实不然也。

大雾，不宜远行，宜少饮酒，以御雾障。

星月下裸形，触犯天神，易干邪祟。

暴风雨、震雷、昏雾，皆是诸龙鬼神经过，宜入室烧香静坐以避之，吉。切勿犯房。

大风雨雷电时犯房者，生子顽愚无赖。日月蚀，犯房者，生子五官不备。

凝视日光，损目。

雷鸣初，打床荐，能去壁虱。

大风大雾，大寒大热，勿冒犯之。以一握元气，岂可与大造敌耶？必不得已，亦须饱食，一切热气寒气，及邪气难入。

梅雨水洗癣疥灭瘢痕，入酱令易热，沾衣便腐，浣垢如灰汁，有异他水。

雹水，酱味不正，取一二升纳瓮中，即如本味。

《天经或问》：俗传天开门，史志谓之天裂，非真裂也。此是火际，偶吸下土之气，郁积腾焰，如金银在炉冶中熔跃之状，与彗孛雷电同也。亦或有昼见兵马戈戟行空者，或见楼台宫室森然者，是日光为湿云所蔽，湿云上受日光下吸地影，故有此象。若倒映水面，即蜃楼之类也。见者慎勿惊讶。

验日影法：《周礼》：冯相氏以土圭立表，冬夏致日，春秋致月。夏至日景同影尺五寸，冬至景丈三尺，春分秋分景七尺三寸六分。

观云法：《周礼》注：二分二至观云。预备斗威仪，青云为虫，白云为丧，赤云为兵荒，黑云为水，黄云为丰年。

斗威仪观日法：政太平日五色，政公平日黄中而赤晕，政和平日黄中而黑晕，政象平日黄中而白晕，政升平日黄中而青晕。

观月法：政太平月多曜，政公平月赤明，政和平月黑明，政象平月白明，政升平月青明。

验风雨雪雹霜露法：《天经或问》：有云则无霜，风盛则露微。日月晕气渐稠而黑者，雨征也；有忽然去一边者，风征也；忽然全去者，晴征也。气行空中为湿性所碍，不得上升，观之见其宛曲者，雨征也。晓间雾开而复拥者，雨征也。晨起气昏者，雨征也。烟气下垂者，雨征也。日出时云多破漏，日光散射者，雨征也。日光黯淡，而色苍白者，雨征也。日出云雾即掩者，雨征也。忽有黑云拥起者，雨征也。晨西北有黑云堆积者，雨征也。昏西北累层烟雾者，雨征也。目能射日者，雨征也。天低气昏，游气浮蔽，云势四合，俱雨征也。春大寒，夏气蒸，秋忽凉，冬忽温，亦雨征也。日出无云掩映者，晴征也。烟气亭亭直上者，晴征也。晚霞彩者，晴征也。晨有雾而渐开者，晴征也。晨无雾露者，亦晴征也。风从东南来者，晴征也。午后多赤云者，晴征也。云如火光者，旱征也。冬大寒而数日忽温暖者，雪征也。冬冷而群鸟飞者，雪征也。夏日炎气郁蒸者，雹征也。空中有云如线不动者，雹征也。井水忽涸者，雹征也。或云片相逐，云色惨白，聚散不常，绕围日下，日月昏晕，日赤，日围，月过房箕壁轸，夜星烁跃，参星动摇，太白晨见，此皆风征或继之雨也。至于人事物类，亦可以征风雨者。如头痒，耳热面赤，发潮，体燥，肢痛；

乌雀翻飞，噪空围舞；鱼出跳跃，群蚁出穴；蚓过路，蛇曝日；石脉润，树汗流；琴声不清，鼓音不亮；灯焰摇闪，焰爆有声；此皆风雨之先征也。

日月蚀时，饮损牙。

棘枝可以辟霜，故鹊巢中必有棘枝，以护寒气。凡养花者，初春，以棘枝置花丛上，霜不为害。

天道不远，日监在兹。勿指天为证，勿怒日月星，勿裸体以亵三光，勿对三光濡溺，勿月下猥亵，勿唾流星，勿久视云汉，勿嗔怨风雨，勿指虹霓。雷鸣勿仰卧，伏热勿骤饮水，冲寒勿骤饮汤。日出则出，日入则息。朝出莫饥，暮息莫饱。朔不可泣，晦不可歌。此天时避忌之要略，能遵行者，日与善气相迎，吉神拥护，理不爽也。

以铜钱置碗底，稍远不见；以水实碗，其钱立见。西人测天法，能收远为近，升卑为高，盖彷此意。

尸未敛者，遇雷鸣必腹胀，以镜掩腹，则晶光上透。烈气迎之而散，河冰遇雨则开，见雾亦解。舟行遇冻者，徒望晴明无益。

【点评】本篇主要记叙了古人观测日月星辰、风雨雷电等自然变化，以预测天气情况，指导生产劳作、作息出行的方法。大自然的天气变化我们不能操控和改变，但我们可以掌握自然变化规律，了解风雨雷电等自然现象，更好地趋利避害，减少或避免自然灾害带来的损害。大雾天气不宜出门远行，可以适量小酌，抵御大雾湿邪之气；大风雷电之日应闭门不出，谨防雷击。乌雀在空中低飞盘旋，群鱼跃出水面，群蚁出穴或是蚯蚓出土，都提示大雨将至。

坤维

铜山西崩，洛钟东应。宋儒若朱子蔡氏，皆以为然。其要总不出"有水以聚""无风以散"二语。今人酷信风水，几以身殉，固属太过，然亦不得一味卤莽，以致祸生不测也。

山有孔穴。采宝者惟三月、九月，余月山闭气交，入者多死。游士探奇，宜知此说。山野夜行，常扣齿，或手掠脑发后，则精邪不敢近，歌唱叫号大不祥。

渡江河，书"禹"字佩之，能免风涛之厄。或以手书"土"字，可不惊恐。涉江海见奇形鱼兽，勿指示叫号，恐惑人，且易招祟。

潮乃地之喘息。一日之内，自子后阳生之时，阳交于阴而潮生；午后阴生之时，阴交于阳而汐至；随月消长。朔后明生之时，潮势大；望后魄生之时，潮亦大。秋时独盛于东海。涉江海者，不可不知。泛海全凭罗盘，若讹一线，便差千里。制法悉秘不传，以物理考之，总不离磁石者，近是。磁石磨针锋，则能指南，然常微偏不全南也，亦有磨而之北者。磁石之指南，犹柏之指西，莫可原其理。

凡古井及深阱中，多毒气，不可辄入。其水尤不可饮，五、六月最甚。先下鸡鸭试之，若旋转不下，是有毒气。先以热醋数斗投井可入。窥露井损寿，塞古井令人盲聋。

水有水弩虫处不可渡，虫射人影即死。先以物击水，虫散方可渡。陂湖水有小影，是鱼秧，勿食。

阴地流泉，六月行路，饮之发疟。

温泉性热有毒，切不可饮，就浴能愈诸风恶疾。体虚者，毋得轻入。泉不流者，食之有害。山居之民，所以多瘿肿也。

海现蜃楼，皆是远地楼台，上映于空中湿气，倒映水面，人望之，楼阁嶒崚。谓之蜃气者，亦如虹，谓之蝃蝀也。见者多惊讶，或生幻妄，智亦浅矣。

乳穴水，乃岩穴中涓涓而出之水，秤之，重于他水，宜人。地有龟龙体，有麟凤貌，有弓弩势，有升斗象，有张舒形，有塞闭容，有隐真之安，有累卵之危，有膏腴之利，有堣埒之害。此十形者，气势之始终，阴阳之所及。建邦立邑，不能出其范围。即一封一镇，一坟一宅，莫不有来龙去路。生克祸福之理，明眼者自能辨之。

《孝经》云：卜其宅兆而安厝之。古人卜地，今人择地，理自相通。世儒疑人死气散，未必相属。试思入土白骨，以嫡血渗之，自能深入，则一气感通，无间生死也。万一委亲骸于朽坏，子心何安？且求福未必获福，小不经意，其祸立见。人子须知一书，不可不读也。

人死以入土为安，卜地稍宜，即当营兆。如贪求吉地，日久沉阁，虽位置有方，不得地气如树根不附土，立见凋瘵也。

有绝向，无绝地。盖大地随处可以埋人。向有不利，杀气直入，如行路当面遇风，自难躲闪也。

风不聚，水不侵，蚁不害，存殁均安，便是吉壤。若山明水秀，龙飞凤舞，乃山川精灵之气，冲和之萃，阴有神物护持，固造物秘之，以待善人者。一味营求，必至弄巧成拙。

三合土葬法，可以长保不坏，却难得地气，所以士夫之家，不肯轻用。

敦土之学，同于敬天。勿以刀杖怒掷地，勿轻掘地，深三尺即有土气伤人，勿裸卧地上。上入深山，当持明镜以行，使精魅不敢近。入山念"仪方"二字以却蛇，念"仪康"二字以却虎，念"林兵"二字以却百邪。入山至山脚，先退数十步，方上山，山精无犯。入山将后衣裾摺三指挟于腰，蛇虫不敢近。渡江河，写"土"字于手心，下船无恐怖。行热勿以河水洗面。井水沸起者勿食。屋漏勿食。浊水未经杏仁泥搅，或明矾淳清者，勿食。此地忌之大略，合前天时诸忌，节宣之学，思过半矣。

《蠡海集》：凡掘地作坎，出其土，既成坎。以其土实之，则耗半矣。盖万物借气以为质，一动则气泄，气泄则质为之损也。观此则无故动土，必泄地灵，勿视为儿戏也。

【点评】地理环境的优劣直接关系到人类居住水平的高低。人们日常的衣食住行与周围的居住环境息息相关，环境养生不容忽视。五、六月中，湿毒之气容易滋生繁殖细菌，凡受到污染的古井、深阱水源对人体有害，切不可直接饮用。没有流动的泉水及高浆热毒的温泉水皆不可饮用。

时令

正月日时不宜用寅，犯月建，百事不利。余月仿此。

元日，四更时，取葫芦藤煎汤，浴小儿，终身不出痘疮。其藤须在八、九月收藏。一云，除夕葫芦煎汤亦可，却只宜一人为之，不令人知，乃验。

元日，五更时，点火把照果树则无虫生，以斧敲打各树身则结实。

是月，将三年桃树上尖刀画破树皮，直长五七条，比他树结子更多。恐皮紧不长，调物性以养天和也。

是月，加绵袜以暖足，则无病。

二月宜食韭，大益人心。

《千金月令》：惊蛰日，取石灰渗门限外，可绝虫蚁。

《礼记·月令》：是月也，日夜分，雷乃发声，始电，蛰虫咸动，启户始出。先雷三日，奋木铎以令兆民曰，雷将发声，有不戒容止者，生子不备，必有凶灾。

三月三日，取荠菜花铺灶上，及坐卧处，可辟虫蚁。

是日采苦楝花，无花即叶，于卧席下，可辟蚤虱。

清明日，或三月三日，日出时，采荠菜花茎候干，作灯杖，可辟蚊蛾。三月三日，或戊辰日，收荠菜花、桐花、芥菜，藏羽毛衣服内，虫不蛀。

清明日三更，以稻草缚花树上，不生刺毛虫。

菱儿菜性寒，是月勿多食，令下焦冷，有伤阳道。

四月为阴月，宜节声色，薄滋味，谨嗜欲，定心气。

是月伐木不蛀。

《月令纂》：是月于鱼池中纳一神守，则鱼不走，养鲤善飞，尤为紧要。神守即团鱼也。

五月上屋，令人魂魄不安。

五月勿晒床荐席。

是月属火，午火大旺，则金气受伤。古人于此独宿，淡味已养五脏，正嫌火之旺耳。

五日午时，韭菜地上面东不语，取蚯蚓粪泥藏之，要圆如碎珠，粒粒成块为妙。遇鱼骨鲠喉，用此少许，擦咽喉外皮，即消。

五日，取葵子微炒为末，患淋者食前温酒服一钱，立愈。

六月极热，可用扇急扇手心，则五体俱凉。

《真诰》：是月十九日、二十四日，拔白，永不生。

夏月单用醋煮肉，可留十日。

是月凡制一切果蔬，俱用腊雪最佳。

七月七日，取赤小豆，男女各吞七粒，令人终岁无病。

《云笈七签》：七日曝皮裘，可以辟蛀。

七月二十三日、二十八日，拔白，永不再生。

立秋日，用水吞赤小豆十四粒，一秋可免赤白痢疾。

八月，勿食生果、生蜜、鸡子，勿食蟹，霜降后方可食蟹。秋谷初成，老人食之，发宿疾。

九月，取枸杞子浸酒饮，令人耐老。

九月，勿起动床席。

十月，夫妇戒同寝，忌纯阴用事。

是月，勿戴暖帽，使脑受冻，则无眩晕之疾。

冬夏卧被盖太暖，睡觉即张目吐气，以出其积毒，则永无疾。

十一月，一阳初生，宜节慎，较仲夏尤甚。

冬至日，勿多言，当闭关静坐，以迎一阳之生，不可动作。是日以赤小豆煮粥，合门食之，可免疫气。并后十日，夫妇当戒容止。

十二月子日，晒荐席，能去蚤虱。

腊八日，收鳜鱼烧存性，研细，用酒调服，治小儿斑痘不出，即发亦安。

除夜取水称轻重，元日又取称之，可较两年之高下。

清明柳条，可止酱醋潮溢。

冬至之日，立八尺之木，日中视其晷，晷如度者岁美，不如度者岁恶。晷进则水，晷退则旱。进一尺则日食，退一尺则月食。

按历志候气之法，为室周密，以布缦室中，以木为案，从其方位，加律其上，以葭莩灰抑其两端。按历候之，气至则灰飞。

《汉书》：先冬至夏至，悬炭铁如衡各一端，令相停。冬至阳气至，炭仰而铁低；夏至阴气至，铁仰而炭低。以此候二至。

辟寒丹：用雄黄、赤石脂_{黏舌者佳}、丹砂_{光明者}、干姜各等分，为末，蜜同白松香为丸，如桐子大。酒下四丸，服十日止。能辟寒气，冬月赤身，可行水内。

辟暑丹：用雄黄研水飞，白石脂水飞，丹砂细研，黄泥裹烧如粉，磁石捣碎，水飞去赤，各等分，人乳同白松香化为丸，如小豆。空心汤下四丸，服三两日后，夏月可衣裘褐，炎气不侵。

冬至后百十日，可浸稻。豫蓄雪水浸稻，则不生虫。

【点评】四时养生是按年月时令的时间顺序，根据不同时令的气候特点针对性地进行养护、调摄。寒冬腊月添以绵袜暖足可以御寒保暖，预防疾病。初春二月的韭菜，常食有益心气。三月初三，除尘布新，万物生发，同时阴雨潮湿，容易滋生细菌。摘取荠菜花或是苦楝花铺在灶台和卧室，可以辟绝虫蚁、蚤虱生长。五月属火，午火大旺，火毒之邪尤甚，不宜外出，宜于家中静养以安五脏。八月入秋，食生果蔬容易损伤脾胃。很多古代流传下来的风俗都是科学有效的生活经验，值得我们推广学习。

宫室

宅有五实，令人富厚。宅少人多，一实；宅大门小，二实；墙院周完,三实;宅地相停,无屋少地多之病,四实;宅水从东南流,五实。反是为五虚,主贫耗。

桑树不宜作屋料,死树不宜作栋梁。接木为柱,尤不吉。梓为木王,屋有此木,则余材不震。若梓木作柱,在下手则木响叫,云是子位。

杉木烀炭为末,安门枢中,开门则能自响。

枳枸树作屋,屋中酒味薄。

禳除匠魇之法,详载宅经。大概木匠魇人,必插木篯在首,不令插之则不灵矣。

庭前种桐,妨碍主人。屋内种芭蕉,久而生祟。大约槐、竹之外,门庭垂双枣,庭前石榴为佳。余多妨忌。

木盛则土衰,土衰则人病。中庭种树,究非所宜。苑囿尤宜另造,厅后不宜作灶。房门不可对天井,厨门不可对房门。

门前不宜有水坑,大树不宜当门。

家内不宜穿井。

书斋宜明净,不可太敞。明净可爽心神,宏敞则伤目力。

正门前不宜种柳。

天井内种花木,主淫泆,大凶。

住房贵曲折,门外一望如直肠,大不利。

地有阴基,有阳宅。以阴基立宅,略沾旺气,子孙终不繁衍。

住房自有体格,或如寺院,或如官厅,俱不吉。

池水护基,别墅则可。若作住屋,主孤耗。

西方主杀,大门向西,恐干杀气。或当门有天生屏障则可,否则宜筑照墙以蔽之。

宅内无故起土伤地脉,泄地气。北人不忌,由其土气厚也,终不甚利。况南方地气浅薄，那得效尤。

梁柱初成，误渍人血，久或作祟，不可不慎。

屋内烧烟，可辟龙风。

旧屋重加洗刷，立见家道萧索。

芸香辟蠹，故藏书台称芸台，书窗曰芸窗。

故窗纸治鼻衄。窗间积尘，敷刀口有验。

安处者，南面而坐，东首而寝。阴阳适中，明暗相半。屋无高，高则阳盛而明多，明多则伤魄；屋无卑，卑则阴盛而暗多，暗多则伤魂。人之魂阳而魄阴，苟伤明暗，疾病生焉，不可不慎。

草堂之中，或草亭僻室，制为琴室。地下埋一大缸，缸中悬一铜钟，上以石盖，或用板铺，上置琴砖，或木几。弹琴，其声空朗清亮，自有物外气度。

北方地土高燥，只须楼房或高架，便可隔绝潮气。南方暑雨时，药物、图书、皮毛之物，每为霉涴坏尽；宜焙阁。去地一丈多，阁中循壁为橱，二三层壁间以板弆之。前后开窗，梁上悬长笐，物可悬者悬于长笐中，余置格上。天日晴明，则大开窗户，令纳风日爽气，阴晦则密闭以杜雨湿。中设小炉，长令火气温郁，则无他患。

中门种槐，三世昌盛。屋后种榆，百鬼辟易。门前青草，易滋愁怨。中庭种花，易启淫邪。

人之家室，土厚水深，居之不疾。土欲坚润而黄，水欲甘美而清。坐卧之处，四面周密，无斜风阴气，是为大祥。

发祥之宅，勿轻改移。《宅经》云：宅乃渐昌，勿弃室堂，言不得因富改造也。

造房最忌倒木。木值必取生气，根下而梢上。魇者倒用之，使人家不长进，作事颠倒。竖柱时，宜仔细检点。造作前梁，临上乃移为后梁，大忌。

【点评】本篇主要描述室内住宅居家宜忌。居家住宅是人们生活、活动最为紧密的场所，如何合理安置居家摆物，使生活悠然自得，是一门很大的学问。居家之宅，宅门庭院墙泥完实，安置房屋宜宅少人多，而不宜人少宅多；正大门前、屋内不宜栽种柳树，门前不宜有水坑、大树阻挡，家内不宜凿井，大厅后面不宜安置灶炉，厨房不可直对房门。书斋宜选择光线充足且宽敞不空旷的明静之处，不但保护视力，方便阅读，还能荡涤心志，调节情志。

卷 二

身体

指甲中有垢者，以白梅与肥皂一处洗，则自去。

弹琴士，指甲薄者，用僵蚕烧烟薰之则厚。

染头发，用乌头、薄荷，入绿矾，染之。

食梅子牙软，吃藕便不软。一用韶粉擦之。

油手以盐洗之，可代肥皂。一云，将顺手洗自落。

发为血余，理之土中，千年不朽。煎之至枯，复有汁出。误食入腹，变为脏虫。煅治服饵，令发不白。

生人发挂果树，鸟不敢食其实。人逃走系其发于纬车上却转之，则迷乱不知所适。

有孕之乳，谓之忌奶，有毒。

病喑者，试取叫子，使颡子作声，习久自依稀可辨。

手捏耳边止火痛。

《象山要语》：精神不运则愚，血脉不运则病。

凡人卧床常令高，则地气不及，鬼吹不干。鬼气侵人，常因地气而逆上耳。人卧室宇，当令洁静，洁静则受灵气，不洁静则受故气。一身亦尔，宜常令洁静。

手患冷者，从上打至下，得热便休。脚冷打热亦妙，愈于向火。

夏月不宜坐日晒石上，热则成疮，冷则疝。睡铁石上损目。

夏月远行，用冷水洗足成病。

伏热以冷物逼体，杀人。大汗当风，冷水沃面，成目疾。醉后，冷水沃面，生黑黯。

目不宜轻点，耳不宜长挖。

夜间小便时，仰面开眼，至老不昏。

行汗豉①床悬脚，久成血痹腰病。

行路多，夜间向壁角拳足睡，则明日足不劳。

燕饮于神像之旁，神思不安。坐卧冢墓旁，令人精神散。

口吹灯则损气。留灯而卧，神魂不安，行房尤忌。

将睡叩齿，则齿固。用温盐汤漱口，坚牙益肾。

卧宜侧身屈膝，不损心气。觉宜舒展，精神不散。舒卧招邪魅。濯足而卧，四肢无冷疾。卧足一伸一屈，不梦泄。

睡不可张口，泄气损气，尤忌言语。五脏如悬磬然，不悬不可发声。

酒醉即卧，外生疮疖，内生积聚。醉卧黍穰中，发疮必甚。

人卧不可戏将笔墨涂其面，恐魂不归体。

起晏则神不清，昼睡损元气。

沐浴未干勿睡，既睡饮水更睡，成水癖。

频浴者，气壅于脑，滞于中。血凝而气散，体虽泽而气自损，故有疮疽之患。

大汗偏脱衣，及醉令人扇，生偏枯，半身不遂。

---

① 豉：按文义当作"豉"。

醉不可忍大小便，成癃闭、肠痔等疾。

醉饱行房，致百病；目疾行房，成目盲。

热汤漱口，及马尾做牙刷，俱损牙。

诸禽兽鱼油点灯，令人盲目，烧甘蔗柤①，令人目暗。

饥忌浴，饱忌沐，目疾忌浴，犯者目盲。

卧当舍脊不祥。头向北，多失意事。卧处头边安炉，伤目。

早摩手令热，以摩身体，从上至下，名曰干浴，令人除百病。

秋冬宜温足冻脑，春夏脑足俱冻。

冬月阳气在内。近火醉酒，则阳气太甚，且手足能引火气入心，尤不可久烘。

卧弗蒙首得长寿，以长有天地之清气入腹中也。

摩肾囊热，则肾气透，而易于生精。摩足心热，则涌泉穴透，而血不下滞。临卧时，令童子用手搓摩为宜。

夜行伤筋。凡行路勿多言，恐神散而损气。

多汗损血。冬月天地闭，血气藏，纵有病，亦不宜出汗。

大凡人坐，常以两手按膝，左右纽肩数十，则血气通畅，不生诸疾。

妇人产后，勿见狐臭人。

生疮毒未愈，食生姜、鸭卵，则肉突出作块。凡恶肉用乌梅肉烧存性研，傅一夜立尽。

《本草注》：铅性能入肉，故女子以铅珠红耳，即自穿孔。石女无窍者，以铅作铤，逐日钜之，久久自开。此皆昔人所未知者也。

妊妇不可沐头，沐之则横生逆产。

儿若卧乳，当以臂枕之，令乳与头平，即乳不噎。母欲睡则夺其

---

① 柤：同"渣"。下同。

乳，睡着不知饥饱即成呕吐。儿啼未定，勿遽以乳饮之。交合时，尤不宜令儿饮乳。

小儿睡，母鼻中吹风及囟门处，成风疾。母泪不可滴入儿眼中。经后一日、三日、五日受胎者，皆男。二日、四日受胎者，皆女。过六日则子宫闭。

凡胎衣宜藏于天德月德吉方，深埋紧筑，令儿长寿。若为猪犬食，令儿颠狂；虫蚁食，令儿疮癣；鸟鹊食，令儿恶死；弃于火中，令儿疮烂；近于社庙污水井灶，皆有所禁。盖铜山西崩，洛钟东应，自然之理也。

人汗入肉，食之作疔疮。

【点评】本篇主要介绍身体各个部位的保养方法。身体发肤，受之父母，古人向来重视自己的身体养护。中医养生认为形为神之舍，形体是神产生和依存的载体，因此形体养生防护值得我们重视。指甲平日要注意清洁，指甲有垢可以使用白梅和肥皂清洗。此外，炎炎夏月不宜直接坐在暴晒的石凳之上，热则容易引发痔疮；夏日久行也不可用冷水洗脚，容易致病。睡前用温盐水洗漱牙齿，再加以叩齿保健养护，不仅可以预防龋齿，还能坚固牙齿，补益肾气。文中身体部位保养叙述全面，手、足、发、齿完备详尽，更有小儿、妇女、孕妇等特殊人群的部位保养。

器用

商嵌铜器，以肥皂涂之，烧赤后入梅锅烁之，则黑白分明。

黑漆上有朱红字，以盐擦，则作红水洗下。

油笼漆笼漏者，以马屁孛塞之即止。酒瓶漏者，以羊血擦之则不漏。肥皂塞油笼亦可。

柘木以酒醋调矿灰涂之，一宿则成间道乌木。

漆器不可置莼菜，虽坚漆亦坏。

枣木作匙者，为其不馊及不粘饭也。

热碗足烫漆桌成迹者，以锡注盛沸汤冲之，其迹自去。

铜器或输石上青，以醋浸过夜，洗之自落。

琴既无声者，乃旧而胶解也，宜用沙汤洗之。

针眼割线者，宜用灯烧眼。

锡器黑垢上，用焊鸡鹅汤洗之。

碗口上有垢，用盐擦之自落。

水焊炭缸内，夏月可冻物。焊炭瓶中，安猫食，夏月亦不臭。

刀子锈，用木贼草擦之，则落。铁锈以炭磨洗之钝，以干焊炭擦之则快。

以皂角在灶内烧烟，锅底煤并突煤自落。

肉案上抹布，猪胆洗之，油自落。

藁木汤布拭酒器，并酒桌上，蝇不来。

烛心散，以线缚之，灯剪用无名异涂之，剪灯则灯自断。

鲊桶漏，用醋调合粉泥之。

香油蘸刀，则刀不脆。

神前琉璃，用酱汤洗油，自去。

椒木作擂捶，不臭且香。

泥瓦火煅过，作磨石甚佳。

竹器生蛀，用生桐油点蛀处即止。凡作竹器，以火熏去竹油则永不蛀。

炭不旺者，洒盐则旺；炭易爆者，洒盐则不爆。

刀针以石灰末包藏则不锈。凡铁器皆可用石灰收藏，胡桃烧灰藏亦可。

凡橱柜、箱箧，暗用关键，则窥伺者沮谋。

瓶胆用铜，其水易腥，以锡为之，则不腥而亦易制。

茗性宜于砂壶，其嘴务直，一曲便多阻塞。酒注又当别论。

茶叶与磁、铜等罐，性不相能。惟宜锡瓶，但惧有眼发泄潮气，宜再三试验。锡瓶顶盖，最忌双层。

滚凳，时令涌泉穴受擦，最为便益。

禅灯，高丽石者为佳，有日月二石。月灯光白如初月出海，所在多有；日灯如东升晓日，一室皆红，不可多得。小者尤觉可爱，价亦倍高。

圣蜡烛方：槐角子二斤，八月收，白胶香一两，硫黄四两。先将角子捣烂，将胶香化开，入器中，一同熬烂，次下硫黄，以槐条搅，用小指大竹筒长七八寸，将三物灌入阴，去其竹筒。每条可点一二日。

圣灯方：浮萍、瓦松，俱六月收，远志、黄丹、蛤粉各一两，为细末。每油一两，入药一钱，可照一月。

难消炭：灶中烧柴下火取出坛，闭成灰，不拘多少，捣为末。用块子石灰，化开取浓灰，和炭末，加水调成。以毛竹一筒，劈作两半，合脱成铦，晒干烧用，终日不消。

兽炭：细骨炭十斤，铁屎十斤，用生芙蓉叶三斤，合捣为末。糯米粥和成作块，晒干。每燃一枝，三日不灭。如不用，以灰掩之。

芥瓢法：研碎芥辣，以笔画，及长竟如刻成棱界。或欲瓢曲，拔破藤根，入巴豆一粒，二三日，叶萎瓢软，随意拗曲，以线缚定，取出巴豆，旋即生活。或以瓢子种鸡冠花旁，各去皮，合缚为一，及切断瓢根，令托鸡冠，结瓢红色，谓之仙瓢。

椰生子大于瓢，垂枝间，内有浆水，饮之得醉。取其壳为酒器，如酒中有毒则沸起。今皆漆其内，则非用椰意。

荸荠擦刀可切冰。铜刀切荸荠则坏，切西瓜皮则快。

荷花叶煎汤洗镴器如新，或用荷梗亦好。一方用糟醋。

水缸内养鱼三两个，则活不生脚。

伏中，收松柴斫碎，以黄泥水中浸皮脱，晒干，冬月烧之无烟。竹青亦可。

黑漆屏风，能养目力。

饮食收器中，宜下小而上大，若覆之不密，虫鼠欲盗食而不可。坏器堕涎，食者得黄病，通身如蜡，针药不能疗。

书灯用香油一斤，入桐油三两，则耐点，又辟鼠耗。以盐置盏中，可省油。以生姜置盏中，不生晕。荠菜梗作桃灯杖，则无飞虫。

匙筋用象牙、金、铜为之，可试食毒、虎毒。试毒酒尤验。

酸浆入盂水垢浮。

呵镜子，以津唾画镜令干，呵镜自见。

漆器在燥热及霜冷时，则难干。得阴湿，虽寒月亦易干。最忌见蟹。若沾渍，人以油治之。凡验漆惟稀者，以物蘸起，细而不断，断而更收，更涂干竹上荫之，速干者并佳。

磁瓦竹木等器破损，用真生漆拌飞面可接。

装烟具上截，只将下截对敲则上。

靴底旁污黑，以水洗晒则黄，用净水洗过，再刷矾水，带潮擦以白粉，宛然如新，晒亦无害。

【点评】器品古玩也有自己的生命，若加以爱惜养护，使用寿命可大大延长。锡、铜、铁罐都有各自不同的属性，因此养护方法千差万别。黑漆红字可以使用盐水擦洗，再用红水清洗；铜器上的青渍，用醋浸泡过夜后可自行脱落。枣木制作的勺子，不粘米饭。很多生活中的小事、窍门，掌握了解后便能给生活带来很多便利。

衣服

夏月衣蒸，以冬瓜汁浸洗，其迹自去，或银杏、蒜洗亦可。

夏衣生霉，用梅叶煎汤洗之。

洗葛衣，用梅叶揉碎洗之，经夏不脆，用木盆则黑，以磁盆洗之。

墨污绢绸，牛胶涂之，候干揭起胶，则墨随胶而落。

墨污衣，口噙水以箸头滴水洗即去。又法，带湿以油浸透，须用灰汁摆之。

油污衣，用炭灰熨之，或以滑石擦熨之。滑石须研极细，熨火宜焰，或用石灰干晒亦可。

猪油污衣，用生栗子细嚼，放污处揉擦即去。

血污衣，用冷水洗可去，忌用热汤。一法用溺煎滚，以其气熏衣一宿，来日洗之则落。

油墨污衣，先以油墨润一宿，用半夏、乌贼骨、滑石、枯白矾等分为末，洗净，灯草揩擦即去。

绿矾、百药煎污衣服，用乌梅洗之。

北绢黄者，以鸡粪煮之即白，鸽粪煮亦好。

鞋中着樟脑去脚气，用椒末去风，则不痛冷。

帽里用沸汤摆洗，内加少盐则垢自落。热面汤摆洗亦妙。

槐花污衣者，以酸梅洗之即去。

蜡靴，用黄蜡四两，以二两黏沥青入蜡均用。

靴底污，用粉秤擦之甚佳，白土亦可。

绢作衣棉夹里，用杏仁浆之，则不吃绢。

伏中装绵布衣无绵珠，秋冬则有。以灯心少许置绵上，则无珠也。

笠子油污，或汗透者，以乌头煎浓汤洗之。

茶褐衣段发白花点者，以乌梅煎汤，用笔涂发处，立还原色。

元色衣有白迹，若以墨涂之，则光亮难看。须买白云减，顿温，入皂矾点之，则无迹。酒醋酱污衣，藕擦之则无迹。梅蒸衣，以枇杷核研细为末洗之，其斑自去。

毡袜以生芋擦之，则耐久而不蛀。

红苋菜煮生麻布，则色白如苎。

杨梅及苏木污衣，以硫黄熏之，然后洗，其红自落。

衣裳蒸坏，先以水浸湿，次用萝卜汁洗之。

毛衣用无油漆板匣收贮，纸糊板缝不通风，则不蛀。或洒以潮脑亦可。

戎衣用花椒卷收，或芫花末掺之，则不蛀。一用出缸蓝布包之亦妙。

风领暖耳，包藏瓮中，密封瓮口，毛决不脱。

甘菊作囊，置枕上睡，明目延年。凉枕内不宜放茉莉，恐引蜈蚣。虎豹皮上睡惊神，毛入疮有大毒。

蒲花褥，九月采蒲略蒸，不然生虫。晒燥装入卧褥，或座褥内，以杖鞭击，虚软温暖，长久可用。深秋采芦花，装入布被中，初凉覆之，不甚伤暖。

纸帐，用茧纸缠于木上，以索缠紧，勒作皱纹，以线折缝缝之，稀布为顶，取其透风，或画以梅花，或画以蝴蝶，自是分外清致。

鹅毛柔暖而性冷，选细毛夹以布帛而为被，新秋甚佳，即冬时亦可用。尤宜婴儿，能辟惊痫。

春冰未泮，衣欲上厚下薄，暖时宜一层一层渐减，不可骤去。

汗湿衣，不宜久著。洗汗衣须用滚水，汗乃下，不然翻潮湿。水粉浆衣，酸气可憎，将粉晒干入水，便无恶味。

酒污衣不可擦，急以烧酒润之，则全化而无迹。

红绅绢，或帽纬绉者，渍水熨烫，恐失色，以烧酒代水则红色不减。

【点评】本篇主要介绍衣物养护方法。正确的洗护保养方法不但能使衣服保持光鲜亮丽，而且不会造成衣物的损害。夏日炎热，衣物容易滋生细菌，可用梅叶煎水清洗；油渍污染的衣服，打湿浸透再用灰汁水清洗，或用滑石研磨擦熨即可；带血衣物不可使用热水清洗，冷水洗净即可。鞋内放入少许樟脑可以去除脚气；放入椒末可以祛风除痛。人就好比衣服一样，用正确的摄身养护方法可减缓衰老，延年益寿。

宝玩

金久埋不生衣，百炼不轻，其色七青八黄，九紫十赤，以赤为足色，嗅之不腥，舐之似甜，以白布擦拭无蓝迹者真。

玉可以乌米酒及地榆酒化之为水，亦可以葱浆水消之为饴，亦可饵以为丸，可烧为粉。《宝藏论》谓饵之其命无极。然其道迟成，服一二百斤乃验，不得法，或反为害。

玉以肉好分明，温润而泽，其声清越以长者为真。

北方有罐子玉，雪白有气眼，乃药烧成者，然皆无温润，惟洁白猪膏，叩之有声者为真。

珠一圆二白，佩之，飞磷野火悉不敢近。

荷叶蕈火能粉银，羚羊角、乌贼鱼骨、鼠尾、龟壳、生姜、地黄、磁石，俱能瘦银。羊脂、紫苏子油，皆能柔银。世之术士，有以朱砂而成者，有铅火而成者，有焦铜而成者，辨之不可不慎。

酸梅草开黄花，子如浮萍，味酸，捣汁煮银，可使红色变白。

马脑，非石非玉，坚而且脆，刀刮不动，其中有人物鸟兽形者最贵。试法以砑木不热者为真，得自然灰即软可刻也。

玻璃本自天生自然之物，有紫白二色，展开有两点花者为真。

陈藏曰：珊瑚生石岩下，以刀刻之，汁流如血；以金投之，为金浆；以玉投之，为玉髓。久服令人长生。其然岂其然乎。珊瑚生于海底，生石岩下者朱草也，茎如珊瑚，有融金化玉之异。见《抱朴子》。

琥珀中有蜂形，手摩热可拾芥者真。

空青系铜精所熏，中有浆者最为难得。语云：山中有空青，人间无瞽目。

《抱朴子》：犀角为笋，导搅毒药，则生白沫，无复毒势。

犀角最坚，虽锉刮入药，终有片屑，惟锯成小块，薄纸衬裹，藏肘腋间，俟人气蒸透入白，应手成粉。

象牙粉红色者最佳，用鲊卤煮之，自软可刻。

牛黄多伪，磨指甲上黄透者为真。

生人参，形类蔓菁、桔梗，故世以桔梗欺人。亦有金井玉栏，但皮无横纹，味亦淡薄不同耳。市人参者，皆绳缚杵上蒸过，故有绳痕。买者若不识真伪，惟要透明，以肉近芦有横纹者则假参，不得紊之。凡用宜择秋参，勿用春参。

人参易蛀，惟用盛过麻油瓦罐，洗净焙干，入华阴细辛，与参相间，收之，可留经年。

人参生时背阳，频见风日易蛀。凡生用，宜咬咀。熟用宜隔纸，并忌铁器。

人参具人形者，希世之宝。茯苓似人龟鸟兽者为良。枸杞千年，其形如犬，服之延年。商陆根亦有如人形者，可煮食；赤黄色者，但可贴肿。与参苓枸杞成形者，功效迥别，人或概挟为奇货，失之远矣。

阿魏状如桃胶，其色黄如栗瓣者，为上；色黑者不堪用。刘纯诗云：阿魏无真却有真，臭而止臭乃为珍。验法：以半铢安熟铜器中一宿，至明沾处白如银，永无赤色即真。

三七合金疮止血有奇效。试法：以末掺猪血中，血化为水者真。

铜器入土，千年纯青如铺翠，名曰土古。其入水千年纯绿，莹如玉，其色午前稍淡；午后乘阴气，翠润欲滴，名曰水古。其色紫褐，有朱砂斑，甚或凸起，如上辰砂，名曰传世古。

铜器入土入水千年，色分青绿，皆莹润如玉。未及千年，虽有青绿，而不莹润。一云：入土年远，近山冈者多青，近河源者多绿。高瑞南谓：铸时铜质清莹不杂者，多发青；质之浑杂者多发绿。譬之白金，成色足者，作器纯白，久乃发黑；不足色者，久乃发红发绿也。

古镜以银背为上，铅背次之，青绿又次之。银背者，冢内水银沾染，年久入骨，有先受血水，始受水银侵入则色如铅。若铅背埋土年远变黑，谓之黑漆背。此价又高，而此色甚易为假。

褐色出自高阜古冢，砖宫石室。惟地气蒸润，日久光莹，变为褐色，纯一不杂，故古铜以褐色为上，水银黑漆为次，青绿者又次之也。若得纯青绿，一色不杂，莹若冰磨，光彩射目者，又在褐色之上。

柴窑青如天，明如镜，薄如纸，世不常有。

汝窑色卵白，汝水莹厚，如堆脂然，汁中棕眼隐若蟹爪。

官窑、哥窑，大率相同。色取粉青为上，淡白次之，油灰色下之；纹取冰列鳝血为上，梅花片墨次之，细碎纹，纹之下也；式以古朴者为最。二窑时有窑变，状类蝴蝶禽鱼麟豹等色，布于本色，是皆火之文明变化，更为难得。

定窑，乃宋北定州造，其色白，间有紫有黑，然俱白骨，加以泑水，有如泪痕者为最。

石蟹，系海蟹风飘，化而为石，置之几上能明目。

盆景有石梅一种，乃天生形质，如石燕、石蟹之类。石本发枝，含花吐叶，历世不败。中有美者，奇怪莫状。此可以杭之天目松为匹，更以福之水竹副之，可充几上三友。

水银是粗次朱砂，煅炼飞升，亦间有从地自然溢出者。水银同白矾、食盐等升炼，则成轻粉。水银同硫黄升炼，则成银朱。昔人谓水银出于丹砂，熔化还复为朱者，即此也。

水银撒了，以鍮石引之皆上石，又津唾可溶水银末，茶可结水银。

伏中不可铸钱，汗不清各炉冻。

炉甘石，赤铜得之，即变为黄。今之黄铜，皆此物点化也。

金遇铅则碎，银铜相杂易溶化，锡铜相和硬且脆，水淬之极硬。

【点评】玉器珠宝的品鉴欣赏、养护保存，皆是学问。高纯度的黄金百炼不会减轻，久埋也不会被氧化，嗅之无味；玉色泽温润，光滑无瑕，声音清脆者为上品。鉴古清玩可陶冶情志，让人清心寡欲，故得怡生安寿。

文苑

研墨出沫，用耳膜头垢则散。

腊梅树皮浸砚水，磨墨有光彩。

矾水写字令干，以五棓浇之，则成黑字。

绢布上写字，用姜汁磨及粉则不湮开。绫幅上墨污，用蒜擦其反面，则墨去。

肥皂浸水磨墨，可油纸上写字。肥皂水调颜色，可画花烛上。磨黄芩写字在纸上，以水沉去纸，则字画脱在水面上。

画上若粉被黑，或硫黄烟熏，以石灰汤蘸笔，洗二三次，则色如旧。

萆麻子油写纸上，以纸灰撒之，则见字。一云杏仁尤佳，可以密书信。

盐卤写纸上，烘之字黑。

冬月令水不冰，以杨花铺砚槽，名文房春风膏砚。若用酒磨，毕竟易淡。

桦皮烧烟熏纸作故色，甚佳。

收笔，东坡用黄连煎汤，调轻粉蘸笔，候干收之。或加莴苣汤更妙，用黄柏水亦不蛀。

琴、墨、龙涎香、乐器皆恶湿，常近人气则不蒸。

书画湿蒸变泡者，用冬瓜或银杏蒜洗之。

墨用熟艾收，或藏风化石内则不蒸，闹中宜用新墨，陈者易碎。调朱入滕黄，或白及水研则不落。

洗砚用莲蓬壳，或大半夏擦之去滞墨。

金扇难写者，以香灰擦之，则字易上，以酱油洗之，能去字迹。

白纸扇有油，用粗纸擦之；欲去字迹，以灯草蘸水洗之。洗画绢墨法同。

纸沾水点者必绉，用水将全幅一概喷湿，将书押之则平。

裱字画，于浆内入胡椒末则不蛀，入萝卜汁则不瓦，以臭过浆裱则不泡。

熬水胶磨生矾写字，反面用墨涂之，则成黑纸白字，宛如法帖，名曰顷刻碑。

印色，用蓖麻子仁捣碎，用水煮之，撇净沫水再煎，以滴水不散为度，成油加胡椒七粒，入滕黄麝香黄蜡少许，印褥用攀枝花或竹茹最佳。

油纸临写法帖，以湿手巾按之，则易上。其油厚者以肥皂汁磨墨则上。

荆川纸，亦可加矾，衬贴摹临，胜于油纸。

写金字，用谷树汁写，将干，上金，以干笔扫之。若用水胶，久则易黑。

绢用蒜涂擦，则写字易上。

毫笔写过，洗去墨沈，则颖不秃。

用墨过揩净头，则不碎落。

粉版上，多年字迹，以香灰擦之则下。家礼改题神主用此法。

今人燕集，往往焚香以娱客，不惟相悦，亦有谓也。黄帝云：五气各有所主，惟香气凑脾。汉以前无烧香者，自佛入中国，然后有之。《楞严经》云：纯烧沉水，无令见火，此佛烧香法也。

收书于未梅雨时，开阁厨晾燥，随即闭门，内放七里香花，不生蠹鱼。

收画，未梅雨前，逐幅抹去蒸痕，日中晒晾令燥，紧卷入匣，以厚纸糊匣口四围，梅后方开。匣须杉木桫木为之，不用纸糊，并油漆，以辟霉气。

收画用煴阁，由来旧矣。又法，阁中设床二三，下收新出窑炭实之，乃置画片床上，永不霉，不须设火。其炭至秋供烧，明年复用新炭。床上切不可卧，卧者病暗，屡有验，盖火气所烁故耳。

好画不宜多裱，裱多失神。亦不可洗，更不可剪去破碎条边，当细细补足。

砚品最多，古人以端砚为首。唐之澄泥砚，品亦第一，惜乎传少。佳砚池水不可令干，每日易以清水，以养石润，不可一日不涤，若三日不涤，墨色差减。涤者不可磨去墨锈，此为古砚之征，涤以皂角清水为妙，滚水不可涤砚。丝瓜穰涤洗虽佳，究不若旧莲房浸软为妙。大忌滚水磨墨，茶尤不可。新墨初用，胶性并棱角未纯，不可重磨，恐伤砚也。

【点评】砚俗称砚台，是书写、绘画时研磨色料的工具。砚与笔、墨、纸是中国传统的文房四宝。上段主要介绍了砚台的保养方法。从砚池水、涤砚的工具到研磨水的温度，无一不显示收藏者对砚的爱护。古代名砚不仅具有历史价值、艺术价值，而且具有很高的经济价值。因此，砚的养护十分重要。

纸用胶矾作画，殊无生气，否则不可着色。法以皂角捣碎，浸清水中一日，用沙罐重汤煮一炷香，滤净调匀，刷纸一次，挂干复以明矾泡汤，加刷一次，挂干，用以作画，俨若生纸。若藏二三月用更妙。拆旧画卷绵纸作画甚佳，有则宝藏可也。

花瓶中欲水不臭，用火烧瓦一片在内，胶泥亦可。

瓶花忌香烟灯煤熏触，忌油手拈弄，忌藏密室，夜则须见天日。忌用井水贮花，味咸，花多不茂。

冬月插花，须用锡管，不惟爱护磁瓶，即铜瓶亦畏冰冻。铜质厚者尚可，否则破裂，虽用硫黄投之不冻，恐亦难敌。惟日色南窗下置之，夜近卧榻，庶可多玩数日。

谷树汁和白及飞面调糊接纸，永不脱解，过于胶漆。

熊胆和丸，能资勤苦，文苑中不可无此一味。

孔圣枕中丹，治学问易忘，文苑中至宝也。方用败龟板，醋炙；龙骨，研为末，入鸡腹中，煮一宿；远志去心苗；菖蒲九节者，去毛切片。各等分为末，蜜为丸，一钱一丸。每服一丸，温酒化下，日三服。为散亦可。凡人多识不忘者，心血足而无所蔽也。若心血不足，邪气蔽之，则伤其虚灵之体，而学问易忘矣。龟介虫之灵物也，龙鳞虫之灵物也。用龟甲、龙骨者，假二物之灵，养此心之灵，欲其同气相求也。远志辛温味厚，辛温可使入心，味厚可使养阴。菖蒲味辛气清，味辛则利窍，气清则通神，学问岂易忘耶？是方出孙真人《千金方》。

秘　方

因女色病阴症伤寒，用陈皮热锅内炒焦，以酒烹下，滤酒饮之，立解。

中暑发昏，以新汲水滴两乳，以扇扇之。重者以地浆灌则醒，与冷水吃则死。

旅途中暑者，急就道上，掬热土于脐上，拔开作窍，令人尿其中。次用生姜大蒜细嚼，热汤送下。

干霍乱，用盐一两，生姜半两同炒，黄水煎温服，甚者加童便。

霍乱吐泻，用屋下倒挂尘，汤泡，澄清服之。大忌饮食，入腹则死；吃冷水不妨，不可吃热汤。

物落眼中，用新笔蘸水缴出。又方，好墨清水研，倾入眼中即出。浓好墨点眼亦出。

恶虫入耳，用韭汁灌之。蜈蚣入耳，炙猪肉掩之即出。蜒蚰及诸虫入耳，用麻油灌耳内，或生葱汁，或姜汁亦可。

鼻衄用飞面二钱，盐一钱，汲新水调下。又方，用纸团儿右衄塞左耳，左衄塞右耳。

舌肿，用百草霜为细末，醋调傅。又方，用乱发烟灰水调下。

飞丝入口，细嚼紫苏叶，白汤送下。狼烟入口，饮少醉解之。

急喉风，用胆矾少许，吹入喉中去涎。又喉闭，用枯矾末，吹入喉中，急则用灯盏底油脚灌下。

蜈蚣伤，用蜒蚰，或蜗牛，去壳细研，涂伤口立效。或鸡粪涂，或雄黄涂俱可。

蝎螫痛不可忍者，以葱白切一片，厚二分，置螫处，艾炙三五次。又方，蝎蚊蜈蚣伤，用大香油灯吹灭，以余烟焠之。

蛇入人窍中，急以手捻定，用刀刻破，以椒或辛物置破尾上，用绵绳击之，自出，勿拔。

蛇伤用大粪，或用艾炙伤处。甚者，先吃生菜油一碗镇心，次用调面回伤处，化锡少许滴入伤上，立愈。

一切蛇虫所伤，用贝母为末，酒调，尽量饮酒，化为水，自伤处流出尽，却以药渣敷疮上。又方，蛇虫咬，捣蒜敷之效。又方，芋头叶捣傅，肿毒及诸虫咬伤神效。

蜘蛛等虫咬，用腊粉生姜汁调敷。蚕咬以苎根汁涂之。诸恶虫咬香油浸紫苏涂之。

人咬伤，用龟板或团鱼板烧灰为末，以香油调涂之。

马咬，细嚼栗子傅伤处。若用独颗栗子烧灰，香油调贴，追出毒气，其愈更速。

犬咬伤，用蓖麻子五十粒，去壳，以井水研成膏，以盐先洗咬处，贴上。又方，杏仁熬黑，研成膏搽之。欲止痛不肿，用细嚼杏仁涂之亦妙。

疯狗咬，用大粪涂，仍拔去顶上红发。又方，米泔洗净，沙糖涂后，用末子益元散四两重，斑猫十四个，去头翅足同煎，空心服。或经久复发，无药可疗者，用好雄黄五钱，麝香五分，研匀，用酒调二钱服下，去恶物，再服必使得睡，不可惊觉。其雄、麝用大块者佳。大忌食热汤、粥，房事，并锣鼓声。

金疮，腹破肠突出，用干人粪抹肠即入。

刀枪伤，黄丹飞过，并枯矾为末干糁。

自刎气喉未断者，将食喉接住，颈外覆以生热鸡皮，用脚带缠之，渐可调治。

魇死者，不得近前急唤，但咬其脚腿，及唾其面。不省者，移动些少卧处，徐徐唤之。元有灯则存，无灯切不可点，宜用皂角搐两鼻。

惊怖死者，以温酒灌之。

冻死微有气者，用大锅炒灰令暖，包灰熨心上，冷即换，待眼开，以温酒粥汤与之，不可便与烘火。

冬月落水，微有气者，以大器炒灰熨心上，候暖气通，温水粥稍稍吞之即活。便将火炙，即死。猝死无脉，无他形候者，牵牛临鼻上二百息，盐汁涂人面，即肯舐。

溺水者，救起放大凳上，睡着，凳后脚垫起二砖，却以盐擦脐中，待其水自流出；有牛者伏牛背牵动更妙，切不可倒提出水。但心头微热者，皆可救治。又方急解去衣带，以艾灸脐中。

卒暴堕颠压倒打死，心头温者，可先将本人如僧打坐，令一人将其发控放起，用半夏末急吹入鼻内，如活，却以生姜汁香油打匀灌之。

男妇缢死，口闭捏拳者，可救。须莫放倒，切不可割断绳子，以膝头或手厚裹衣物，紧塞谷道。妇人并抵下体抱起，解绳放下，揉其项搐鼻，及吹其两耳，待其气回方可下手。若使气泄，则不可救矣。一云急刺鸡冠血，滴入口中即活。男用雌鸡，女用雄鸡，仍涂喉下更妙。

中恶客忤卒死者，灸脐中百壮，以皂角末吹鼻，或研韭汁灌耳中。

误吞竹木鱼骨鲠塞，用象牙为末，水调一钱呷服。又方，竹木物鲠者，用贯仲煎汤呷之频漱。

误吞铜钱，用生茨菰汁呷饮，自然消化。又方，多食生荸荠自消。

误吞稻芒、麦芒于咽喉间者，急取鹅口中涎，令灌之。或取荞头草细嚼下，尤妙。

骨鲠者，楮树皮为丸，或楮子研碎，水下二三十丸。又方，缩沙、甘草，等分为末，以绵裹少许噙之，旋旋咽津，其骨随痰而出。

竹木刺入肉，细嚼白梅傅之。又方，用乌羊粪研碎，水涂之。芦苇刺入肉，细嚼栗子粗盦之。

凡针铁竹木等，刺入骨中，刮象牙末水涂之立出。

中砒毒，用早禾秆烧灰，新汲水淋汁，绢帛滤过，冷服一碗。凡解毒之药，俱宜冷饮。又方，绿豆擂水饮下。又方，郁金末二钱，入蜜少许，水调下。又方，酱调水服。

食金银者，雄鸭血灌之。

食盐卤者，以豆腐汁灌之，令吐，则化成豆腐而出。

铅子入肉者，用水银从伤内钻入，则铅随水银而出。

刀斧打扑损肭伤，用带须葱炒熟，乘热捣烂，研盦上，冷则换。血不止用面盦。

攧扑损伤，用松节煎酒饮。骨肉损，醋捣肥皂，烂厚盦之，以帛束住。伤重者，用生姜汁四两，香油四两，打匀，无灰酒热调下。

压死跌死，服药不及，急劈开口，以热小便灌之，立效。

魇死，兼治中恶、自缢、墙压、溺水、产气绝，用皂角末，或半夏末，如豆大，纳鼻中，嚏则气通可治。

破伤风，用鱼胶烧灰存性为末，酒调下，仍封疮口。又方，用生人手足指甲全付，香油炒研极碎，酒调服，汗出便好。

汤火伤，捣梨傅之立效，或蜜涂，或鸡子清调豆粉，或醋泥涂，或烧蛤蜊灰涂之。

火烧闷绝，以新尿冷饮之，或冷水和蜜饮之。

负重担肩破，剪猫儿头上毛，用不语唾粘贴破处。

烧酒醉不醒者，急用绿豆粉，汤皮切片，将箸撬开口，用冷水送粉片下，喉即安。

绞肠沙，男左女右，小指第一节灸三壮，即止。

走马疳，用大蜘蛛一个，湿纸裹，外用荷叶包，于火中煅令焦，存性，细研，入麝香少许，共为细末，遇有此病，擦之甚效。

走马疳，用巴豆去皮，以绵子微裹，随左右塞鼻中立透，如左右俱有，用二枚。

鱼骨鲠，以蒜塞鼻中自出。又方，噙青鱼胆少许，咽津即愈。

蜂叮痛，以野苋菜捣傅之。

中风，多用香油或生姜汁灌之，吐即醒。

心疼，用晚蚕沙少许，白汤下。虫咬急心疼，用真香油顿温服一盏。

大便风和①，用不蛀皂角，当中一寸许，去黑皮，沸汤半盏泡，通口服之，通后即食白粥。又方，以葱白或葱尖纳下部。

小便不通，盐填脐内，艾灸三壮。又方，磨剪刀交股水，饮一盏。

大小便不通，烧皂角灰，粥清汤下。

男妇暴痢，用独头蒜捣成膏，敷两脚心。

下痢脱肛，取鳖头一枚，烧令烟尽为末，以鞋底托上。

蛔虫上行口鼻，以乌梅噙之，或煎汤饮。

---

① 风和：与文义不协，疑作"风秘"，或"和"字后有脱文。

小便尿血，乌梅烧存性，研末，醋糊丸，梧子大，每服四十丸，酒下。无端烦闷不眠，大枣十四枚，葱白七茎，水三升煮一升顿服。

缠喉风，用皂角揉水滤过，灌之得吐即愈。

喉闭，朴硝为末，将芦管吹入喉中立效。又方，胆矾抹擦喉下立愈。

男子阴茎肿，用鲤鱼胆敷。

男子阳物蜡烛妣，用青果核，煅存性，冰片少许，神效。

脱肛，取蜘蛛捣作油，傅下脐丹田上，一时即收。

疔背诸毒，广陈皮，用口嚼烂，按毒上，疼甚，疼过即愈。又方，疔疮神思昏沉，用苦苣茎汁涂上即除。

痰中欲绝，大茶子一粒，糯米七粒，共为细末，以些少吹入鼻中，吐出稠痰数碗即醒。

噤口痢，山药、薏苡仁、石莲子，共为末，白汤调，三五服即思饮食。又方，莲肉亦好。

小儿惊风，用猢狲粪烧存性，碗覆出火毒，生蜜调灌少许。

急慢惊风，百治不效者，蛇蜕皮一分，牛黄一钱，研顿服，五岁以上倍服。

小儿泻痢不服药，用土木鳖半个，母丁香四粒，麝香一分半，共为细末，吐津调为丸，如芡实大，纳一丸脐内，外用不拘。小膏药，贴之立止。

妇人妊四五个月，动胎下血，取葱白一大把，煎汤饮之。因争斗胎动，腹内气刺痛上喘，用苎根一大把洗净，生姜五片，水一大盏，煎至八分，调粥服。

妇人难产，用黄蜀葵子四十九粒，研烂，酒醋下。又方，吞槐子十四枚。逆产，烧铜钱通红，放酒中饮之。横生，草麻子三十个，研烂，于妇人顶上，剃去些发，以药涂之，须臾腹中搅动提正，便刮去药，涂之于脚心板上，自然顺生也。盘肠生，即以盆盛温水，浸其肠，入香油一盏，令母仰卧，以言语安慰其心，却用好米醋半盏和新汲水七分搅匀，忽噀于母面或背，微以手拊之，则肠渐收，儿即产矣。

产后血闷，打醋炭熏之则醒。又方，用干荷叶烧灰为末，温酒调一钱服，甚效。

胎衣不下，用最初洗儿汤服下，休令知之。又方，灶心土细研，水调服之。

血崩，服蒲黄黑神散。又方，缩砂仁不拘多少，新瓦上炒香为末，白汤调下。

解中诸物毒，用白矾、细茶各一钱，并水调服，以吐出为妙。

吞水银者，用铅四两，煎水服，立解下。

【点评】秘方是中医学发展过程中遗留下来的宝贵的文化遗产。此篇绍了诸多治疗各种疑难杂症的奇秘方法，但是其治疗效果我们则无法得知。因此，对于秘方，我们要对它进行挖掘研究和开发利用，而不是一味地依样画符，直接使用。

卷 三

粒 食

天生五谷以养人，惟粳稻得中和之气，洵安民镇国之至宝也。若滇岭之粳则性热，惟彼土宜之耳。

糯米缓人筋，令人多睡，其性糯也。

糯米性寒，作酒则热，糟乃温平，或谓糯米性温者误。

大麦性平凉，助胃气，为面胜小麦，而无燥热。今人喜小麦，而讳言大麦，岂知卫生哉。大麦久食，多力健行，头发不白，宜人。

小麦为用最广，殆不可缺。但新者性热，陈即平和，故以宿藏为贵。立秋前，以苍耳剉同晒，收之不蛀，秋后即生虫矣。凡中面毒，汉椒、萝卜皆可解。

荞麦过春月不宜食，能发风动气。

荞麦多食动风头眩，和猪肉食脱眉发。

麦占四时，秋种夏收。北方多霜雪，面无毒；南方少雪，面有毒。

【点评】人食五谷得以生。食物是气血生化之源，是维持人体生长、发育，完成各种生理功能，保证生命生存的必不可少的条件。以上介绍了粳米、糯米、大麦、小麦、荞麦等谷类的性味、采收时间以及食用宜忌。不同的食用方法可改变食物的性味。如糯米性本寒，但作酒服则性热，作糟食用则性温平。糯米有一定的黏性，久食可让人筋骨缓和，嗜睡，因此脾胃虚寒者不可多食。大麦性平凉，可助胃气，各种人群均可食用，久食可令人身强力壮，须发不白。小麦应立秋前采收，与苍耳同晒可避免生蛀虫。

大豆有黑白青黄褐斑诸色，性平，炒食极热，煮食甚寒，作汤极冷，造酱则平。牛食之温，马食之冷。一体之中，用之数变。恶五参，龙胆。绿豆粒粗官绿者，皮薄而粉多；粒小油绿色者，皮厚而粉少。若用治病，则皮不可去，去皮壅气，作枕明目。

绿豆汤，大水一滚，色碧解暑；多滚则色浊，不堪用矣。

芝麻须夫妇同种方茂。生油止可点灯，再煎炼成，方为熟油，可食。初乘熟压出，尚为生油。

豇豆补肾气，每日空心煮食，入少盐有益。

扁豆白色者，久食头不白。

【点评】豆类含有丰富的蛋白质、钙以及微量元素如铁、锌、硒等。不同的豆子其功效也不一样。上几段介绍了黑、白、青、黄、褐等豆的功效，其中着重介绍了绿豆的功效。绿豆有清热解毒之功，是夏季常食用的一种消暑之物。绿豆汤大火煮沸，水变绿就可出锅，久煮汤变浊则解暑的功效大打折扣。绿豆同皮食用可治病，去皮则容易滞气，绿豆枕又可明目。绿豆性凉，夏季多数人喜欢将绿豆汤放冰箱里冰镇，食后容易引起腹泻。因此，老人、小儿、脾胃虚寒者不宜冰镇后食用，亦不可多食。

粥水忌增，饭水忌减。

花露倾入饭锅一角稍闭，拌匀。座客应咤为异种，然只宜于蔷薇、香橼、桂花三种，以其色味俱与谷性相近也。

饭得羹而易消，且有羹则饭易下。古人所以食常居左，羹常居右也。

做饭入朴硝在内，则自各粒，而不相黏。

煎盐盆中能煮饭，不搅动则不咸也。

天落水做饭，白米变红，红米变白。

仙人粥，采何首乌大者，不可犯铁，竹刀刮去皮，切成片，收起，每用五钱，砂罐煮烂，下白米三合煮粥，食之发黑体健。

乳粥，用肥人乳，候煮粥半熟去汤，下人乳汁代汤，煮熟置碗中，加酥油一二钱，旋搅，甘美，大补元气，无酥亦可。

菊苗粥，用甘菊新长嫩须丛生，摘来洗净，细切入盐，同米煮粥食之，清目宁心。

薏苡粥，淘净对配白米煮粥，入白糖一二匙食之。

梅粥，收落梅花瓣，用雪水煮，候熟，下梅瓣一滚即起，食之，能清神思。

山药粥，用淮山药为末，四六分配米煮粥，食之甚补下元。

【点评】山药性味甘平，有补脾养胃、生津益肺、补肾涩精的功效。粥易于消化，又能养阴益胃，特别适用于脾胃虚弱、阴分亏损、泄泻久痢之证。山药切成末煮粥仍取其益气健脾之功。我国著名医家张锡纯就喜用生山药治疗各种虚证。他结合西医学的观点对山药生用做了解释："山药含蛋白质甚多，炒之则其蛋白质焦枯，服之无效。"山药养阴，能助湿，所以湿盛中满或有积滞实邪者不宜。需要提醒大家的是食用山药一般无禁忌证，但因其有收敛作用，所以感冒、大便燥结及肠胃积滞者慎用。

清晨食白粥，能畅胃气生津液。

粥内入白汤成淋病，粥后饮白汤为淋，为停湿。

面不宜过水，以滚汤候冷，代水用之。

食面后，当食芦菔解面毒，不宜食面汤，盖面之毒，在汤也。

煮面令汤清，北方用花碱，南方用糠醋撮。

食包子当用醋。

馄饨，用白面一斤，盐三钱入水，搜和为饼剂，少顷揉百遍，摘为小块，捍开，绿豆粉为䬾，四边要薄，下锅煮时先用汤搅动，置竹条在汤内，沸频频洒水，常如鱼津样滚，则不破其皮，坚而滑。

馄饨入香蕈在内不嗳。

蒸糕，须候汤沸渐渐上粉，要使汤气直上，不可外泄，不可中阻。其布宜疏，或稻草摊甑中。

烫粉皮，忌杏仁，有则不就，索面亦然。

麸，夏月易坏，用白汤煤过，自然如初。

老人以牛乳煮粥大补益。法用真生牛乳一钟，先将白米作粥，煮半熟，去少汤，入牛乳，待煮熟盛碗，再加酥一匙，服之。

新登五谷，老人不宜食，动一切宿疾。

妇人将豆酱与藿同食堕胎，食浆粥令子骨瘦不成人。小儿食荞麦发落。

服大豆末者，忌猪肉。炒豆与一岁以上，十岁以下小儿食之，即啖猪肉，久当壅气死。

造酱用三伏，黄道浸豆，黄道日拌黄。或有蛆，用草乌五七个，切作四片撒上，其蛆尽死。不即碎切，马草乌入之亦可。

日未出及日已没，下酱不引蝇子。

伏中合酱与曲，不生虫。

醋宜生用，一入锅则苦。

米醋内入炒盐，则不生白衣。

红糟酸，入鸭子与酒则甜。

麸见肥皂则不就。

清饮

藏茶之法，十斤一瓶，每年烧稻草灰入大桶，茶瓶坐桶中，以灰四面填桶瓶上，覆灰筑实。每用，拨灰开瓶，取茶些少，仍覆上灰，再无蒸坏。次年换灰为之。又法，空楼中悬架，将茶瓶倒放则不蒸。

茶畏日气，宜焙不宜晒。

茶品多矣。惟岭南多瘴疠之气染着草木，北人食之，往往致疾，须待日出山霁，雾障收尽，收采可也。大抵闽广以南，水亦不可轻饮。以花拌茶，终不脱俗。必欲为之，如莲花茶，于日未出时，将半含莲拨开，放细茶一撮，纳满蕊中，以麻皮略扎，令其经宿，次早倾出，用建纸包茶焙干；再如前法，又将茶叶入别蕊中，如此者，数次，取出焙干用，不胜香美。

木樨①、茉莉、玫瑰、蔷薇、兰蕙、橘花、栀子、木香、梅花，皆可作茶。诸花开时，摘其半含半放，香气全者，量茶叶多少，摘花

---

① 木樨：疑作"木樨"。下同。

为伴，花多则太香，花少则欠香，而不尽美，三停茶叶一停花始称。如木樨花，须去其枝蒂，及尘垢虫蚁，用磁罐，一层花，一层茶，投间至满，纸箬扎固入锅，隔罐汤煮，取出待冷，用纸封裹，置火上焙干收用。诸花仿此。水泉不甘，能损茶味，山水江水次之，雪水梅雨水亦妙。藏水坏者，烧瓦片投入坛内便解。

茶有真味有真香，不宜投以杂果，如核桃榛栗之类亦可用。

茶能止渴消食，明目除灾。人固不可一日无茶，然只宜于饭后，过饮则损脾胃。

细茶宜人，粗茶损人。少饮则醒神思，多饮则致疾病。

空心茶去人脂，则清晨及饥时俱不可饮茶也。晚茶令人不寐，有心事者忌之。

【点评】茶发于神农，闻于鲁周公，兴于唐，盛于宋。中国茶文化糅合了中国儒、道、佛等诸派思想，独成一体，是中国文化中的一朵奇葩，芬芳而甘醇。茶的功效有很多，不同品种其功效也不同。但总的来说，茶有止渴、消食、醒神、明目的功效。空腹、睡前、心事重重者均不宜饮茶，常人不可过多饮用，过饮易伤及脾胃。

橘汤，橘一片，去壳与中白穰膜，以皮切细，同橘肉捣碎，炒盐一两，甘草一两，生姜一两，捣汁和匀。橙子同法，曝干密封，取以点汤，服之甚妙。

暗香汤，梅花将开时，清旦摘取半开花头，连蒂置瓶，瓶内每一两重，用盐一两洒之，不可用手漉坏，以厚纸数重密封，置阴处。次年春夏取开，先置蜜少许于盏内，然后用花二三朵，置于中，滚汤一泡，花头自开，如生可爱，充茶香甚。一云，葛点花蕊，阴干如上，加汁亦可。

天香汤，白桂盛开时，清晨带露，用杖打下花，以布被盛之，拣去蒂萼，顿在净器内新盆捣烂如泥，榨干甚收起，每一斤加甘草一两，盐梅十个，捣为饼，磁坛封固，用沸汤点服。

茉莉汤，将蜜涂在碗中心抹匀，不令洋流，每于凌晨采摘茉莉花二三十朵，将蜜碗盖花，取其香气薰之，午间去花，点汤甚香。

柏叶汤，采嫩柏叶，线系垂挂一大瓮中，纸糊其口，经月可用。如未甚干，更闭之，至干取为末，如嫩草色。不用瓮，只密室中亦可，但不及瓮中者青翠，若见风则黄矣。此汤可以代茶，夜话饮之尤醒睡。饮茶多则伤人，柏叶汤甚有益，若近柏树者，新采洗净，点汤尤妙。

橙汤，橙子五十个，干山药末一两，甘草末一两，白梅肉四两，共捣烂焙干，捏成饼子，白汤用。

香橼汤，大者二十个，将内穰以竹刀刮去囊袋并筋，收起，将皮刮去白，细细切碎，笊篱热滚汤中，焯一二次，榨干收起入前穰内，加炒盐四两，甘草末一两，檀香三钱，沉香末一钱，不用亦可，白豆仁末二钱和匀，用瓶密封，可久藏用。每以箸挑一二匙，充白汤服。胸膈胀满膨气顿消，醒酒化食，导痰开郁，妙不可言。但勿多用，恐伤元气。

甘菊可餐，止黄白二色，入药供茗最良。

金银藤，夏月采花供茗，味绝香胜，且益人，酿酒尤良。

菊花舒时，采茎叶杂黍米酿之，至来年重九始熟，名菊花酒。

桂花、玫瑰、柑橘、木瓜、五加皮俱可浸酒。药酒方虽多，莫如归圆为妙。

铜器内不可盛酒过夜。

酒中置茄子灰，则酒到夜成水。

饮酒欲不醉，服硼砂末。葛花可醒酒。

新煮酒灰气者，开时入水一杯。

救酸酒，每大瓶用赤小豆一升，炒焦，袋盛放酒中即解。又韶粉去酒中酸味。

饮酒食红柿，令人心痛至死。生姜不可与烧酒同用。饮白酒生韭，令人病增。饮白酒忌诸甜物。

饮酒少则益人，过多而醉，则肝浮胆横，诸脉冲激，由之败肾毁筋，久之神散魂冥，不饮不食，独与酒宜，去死无日矣。饱食之后，尤宜忌之。饮觉过多，吐之为妙。饮酒后，勿饮冷水冷茶，被酒引入肾中，停为冷毒。酒后不得风中坐卧，袒裸扇扇，此时毛孔尽开，风邪易入，戒之戒之。

清晨酒宜忌，以其乱性也。黄昏酒尤宜忌，以其能动火也。申未之间，好酒三杯，斯为养生者。

伤寒后，不可饮酒。小儿多饮酒易起惊。

妇人才分娩，不可与酒。产母脏腑方虚，热酒入腹必致昏闷。七日方进些酒，可以辟风邪，养血气，下恶气，行脉气也。

饮酒毒，大黑豆一升，煮汁二升，服即愈。

【点评】酒味苦、甘、辛，气大热，是最常见的引经药之一，通行一身之表，上中下皆可至。适量饮用可养脾疏肝，驻颜色，荣肌肤，通血脉。空腹、饱食，伤寒后，小儿、妇人均不可饮用。酒后慎饮冷水冷茶，应避风。醉酒后可以服用葛花水醒酒。

铜器内盛水过夜不可饮。

铜锡瓶内煎汤，饮之损声。

陶瓶内插花宿水，及养腊梅花水，饮之能杀人。

病眼者禁饮冷水，及冷物逼眼。

薄荷汤，夏月可以代茶。采前一日，近晚，以水浇之，则性凉而味美。病瘥者勿尝，恐虚汗不止。

蔬供

芥菜子，隔年收者则辣。小满前收，盐芥菜可交新。

收冬瓜忌苔帚风。凡瓜毒，瓜皮煎汤，盐少许服。

生姜，社前收，无筋。患疖者不可食姜，并忌鸡肉。

生姜同猪肉食，发大风。

茄子以炉灰藏之，可至四五月。糟茄入石绿，切开不黑。

豆豉内用甜瓜头，生者晒干方可入，不然则烂。晒以炉灰掺之，不引蝇子。

研芥辣，用细辛少许，与蜜同研则极辣。

晒葫芦干，以藁本汤洗过，不引蝇子。

染房沥过淡灰晒干，用以包藏生黄瓜、茄子，至冬月可食。

椒宜久煮美，久煮则作药气。

冷水解花椒毒如神。

胡椒入盐，并葱叶同研，则辣而易细。

胡椒辛热，纯阳，走气助火，昏目，发疮，多食损肺伤脾，令人吐血。食蒜令口中不臭，用生姜、枣子同食。

制蒜梅法，用青硬梅子二斤，大蒜一斤剥净，炒盐三两，酌量水煎汤停冷浸之，候五十日后，卤水将变色，倾出再煎。其水停冷，浸之入瓶。至七月后，食梅无酸气，菜无荤气也。

梨带皮入酱缸内，久而不坏。香橼、橘子去穰酱皮，佛手全酱。

笋切片条，淡晒收贮，用时米泔水浸，色白如银，盐汤焯，即腌笋矣。

白菜、豆芽、水芹，焯熟入清水漂着，临用时榨干，拌油，菜色青翠，又脆可口。凡家菜野菜皆用此法。

甘菊花，春夏旺苗，采嫩头汤焯，拌食甚佳。

夏秋采菱科，去叶去根，惟留梗上圆科，焯食甚佳，糟食更美。野菜中第一品也。

茉莉花，嫩叶采洗净，同豆腐漉食，绝品。

芙蓉花，去心蒂，滚汤泡一二次，同豆腐少加胡椒，红白可爱。

丹桂花，洒以甘草水，和米春粉，清香满颊。

采玉簪花半开蕊，分作二片或四片，拖面煎食，味甚香美。

木菌，用朽桑木、樟木、楠木，截成一尺长段，腊月扫烂叶择肥阴地，和木埋于深畦，如种菜法。春月用米泔水浇灌，不时菌出，逐日灌以三次，即大如拳，炒食作脯俱美。木上生者，且不伤人。

【点评】培植木菌所需要的条件复杂，首先培植之地必须是肥沃向阴的地方；其次应选朽桑木、樟木、楠木为载体，其余树上生的木菌吃后使人动风气，发旧疾；最后应用米泔水浇灌。春天是万物生长的季节，此时培植木菌其生长速度比其他季节要快些，起初每天浇水，等菌长出后则隔日浇3次便可长成。木菌味美，与素荤同炒均可。适量食用可以养血驻颜，轻身健体。新鲜的木菌含有某种物质，会引起日光性皮炎，故不推荐食用鲜木菌；同时木菌还有活血抗凝的作用，各种血证者不可食用。

胡荽久食，令人多忘，根发痼病。服药忌食胡荽、蒜、生菜。

芜荽同猪肉食，烂人肠。

韭黄滞气动风，共牛肉食成瘕。解诸食毒，捣韭汁饮。百损一益者，蒜；百益一损者，韭。韭一岁可四五剪，凡剪不用日中。谚云：触露不掐葵，日中不剪韭。每一剪一加粪，收子者，只可剪一次。韭宜病人，多食目暗，酒后尤忌，勿与蜜同食。

韭畦，用鸡粪尤良，二月、七月皆可种。法用升盏合地成围，布子围内，以韭性向外不向内也。

蒜性热喜散①，快膈善化肉，暑月人多食之，祸积久自见，养生者忌之。八月食蒜损寿。

剪葱，避热时，必用清旦，八月则止。不止葱无袍而损白。

茄性寒滑，多食下利，女子伤子宫，秋后多食损目。

栽茄当候雨时，勿令日炙，根须筑实，土虚则死。

茄开花，斟酌子数，削去枝叶，别长晚茄。圃人每摘茄叶散布路上，以灰围之，则生子必繁，名曰嫁茄。

栽茄时，初见根处，拍开入硫黄一钱，以泥培之，结子倍多，其大如盘，味甘而能益人。

茄根带根曝干，蓺以养火炉中，延夕不灭。

萝卜生沙壤者，甘而脆；生瘠土者，坚而辣。宿根生者，多疥不肥，带露勿锄，犯则虫入。或以大梨刳去心如瓮状，纳萝卜子，盖定

---

① 散：原作"敬"，据《丛书集成初编》改。

埋土中，候梨烂取出畦栽，则实大如梨，兼有梨味。

萝卜力弱，人不宜多食，生者渗人血。

【点评】萝卜味辛、甘，生者性冷，熟者性温、平，有消食、顺气、醒酒、化痰、平喘、解毒、散瘀、利尿、止渴、补虚等功效，但体弱、脾胃虚寒者不宜多吃。

俗传种蔊菜时，口出秽语则茂。

胡荽煎酒，勿令泄气，候微冷，可催痘疹，除面不喷，奇验。

八、九月多食姜，至春多患眼，损寿减筋力。孕妇食之，令儿多指。晦翁《语录》，亦有"秋姜夭人天年"之语。

姜性恶湿畏日，故秋热则无姜。伏天切薄片，入少盐晒干，曰伏姜，久藏不坏。初摘嫩芽，同朱砂入醋渍之，色味俱胜。糟姜，瓶中置蚕蜕少许，即老姜亦无筋。

茭白，逐年移栽，则心不黑。

蕈惟桑榆杨柳者可用。凡煮，先以姜屑饭颗投之。若黑色者有毒杀人。夏月尤不宜食。

中蕈毒，连服地浆水解之，多食橄榄亦解。

荠菜与面同食发病。

冬瓜切动未吃尽者，三五日皆烂，以石灰糁之，则不烂。冬瓜经霜能生病。凡藏冬瓜忌酒、漆、麝香及糯米，触之即坏。

冬瓜多食，阴湿生疮，发黄胆，九月勿食。

凡藏黄瓜，用染坊淋退灰，晒干埋之，冬月如新。

一切瓜苦者有毒，两鼻两蒂者杀人。

南瓜经霜，收置暖处，可留过春。

丝瓜叶汁可染绿。瓜藤长后，于根下拍开入银朱少许，以泥封之，瓜瓤红鲜可爱。

山药或子或根，皆生，壅培，勿用人粪，用牛矢，或麻粞良。

芋有水旱二种。旱芋微辛，不若水芋甘胜。春时下种，立夏后种即不孕子。秋宜壅粪，至霜降则捩其叶，使液归于根，故魁大而子繁。芋生必应月数，每魁皆有十二子，遇闰则益。民间收藏，可以代粮。蝗所经处，独不及芋，诚御荒要物。每芋一亩，其入视稻三倍，下田近水处尤良。

芋以灰煮之则苏。芋冬月食不发病。

士浆水解野芋毒。

芋切作方块，入釜炒之，悉浮白，轻圆脆美特甚。入少糖面即成饤果，即俗所谓蓼花毬也，获利较收芋又加十倍。

苋多食动气烦闷，共鳖及蕨食生瘕。

夏月剩饭，用生苋菜盖之，过夜不馊。

芹赤色者害人，和醋食之损齿。

莳萝根，曾有食者，杀人。

菜着霜不可食，一切檐下雨滴菜有毒。

独头蒜同蜜食杀人。

食莼菜能引疫气，莼菜上有水银也。

妊妇临月，煮苋菜二三次食之，滑产易产。

小儿食王瓜生疳虫。

凡菜摘之务鲜，洗之务净。煮冬瓜丝瓜忌太生，煮王瓜甜瓜忌太熟。煮茄瓠利用酱醋，而不宜于盐。炒韭宜候锅极热，方可投下。

荤馔

炙肉以芝麻花为末，置肉上，则油不流。

腊肉内用酒脚醋煮肉，红酒调羹，则味甜。

晒肉须油抹，不引蝇子。

荷花蒂煮肉，精者浮，肥者沉。

夏月腌肉，用炒过热盐擦肉令软匀，下缸，用石压一夜挂起，见水痕，即以大石压干，挂当风处不败。

夏月熟肉单用醋煮，可留旬久。

煮陈腊肉待滚时，将烧红炭数块淬之则不㿜。

臭肉与阿魏同煮，或用寸段稻草一把，或钻孔胡桃，皆不臭。食猪肉过伤者，烧其骨，水调服，或生韭汁解之。

千里脯，将肉切作大块，每一斤用盐半两，香油同腌片时，入陈皮、川椒、茴香、酒酱煮至干，曝极干，夏月旬日不坏。

煮肉投盐太早则难烂，预以酒付之，则易烂而味美。将熟时，投酒一杯亦妙。

鱼肉内投凤仙子数粒，极易烂。

凡杂色羊肉，入松子则无毒。

羊入锅则易消，入腹却易胀。凡行远路最宜，居家无事则宜留腹中余地，以俟其胀，恣食恐生成变。煮羊以杏仁则易糜，以胡桃则不臊，不宜用铜器煮。

患疟者，勿食羊肉，恐发病致死。

鸡黄者，宜老人；乌者宜产妇。

老鸡头有毒杀人。

熟鸡熟肉，不再煮不可食。

煮老鸡，以山里果煮就烂，或用白梅煮亦好。

煮老鹅不烂，就灶边取瓦一片同煮即烂如泥，羊亦然。

老鹅用樱桃叶数片同煎，则易软。

白鹅多食发酒疾，苍鹅发疮脓。诸禽尚雌，而鸭独尚雄；诸禽贵幼，而鸭独贵长。烂蒸老雄鸭，功效比参著也。

黑鸭滑中发痢，脚气人不可多食。白者，六月忌食。白鸭补虚，目白者杀人。

野鸭，九月以后即中食，身上热疮久不好者，多食即瘥。雉损多益少，久食疲人。

煮鱼羹，临煮熟，入川椒则去腥。

夏月鱼内安香油，久亦不臭。

鲥鱼去肠留鳞，用布拭去血水，放汤锣内，以花椒砂仁酱擂碎，水洒葱，拌匀其味，和蒸去鳞供食。但能发疥癣疾，勿恣食。

鲤鱼，发风热，五月五日勿食。

鳜鱼有十二骨，每月一骨毒杀人，取橄榄核末，流水调服则愈。

白鱼发脓，有疮疖人勿食。

鲫鱼春不食，其头中有虫故也。子与麦门冬食杀人。

鲂鱼，患疳痢者禁之。

河豚鱼有毒，浸血不尽，有紫赤班眼者，及修治不如法，杀人。肝有大毒，中其毒者，橄榄汁或芦根汁解之。

鳝鱼多食成霍乱。

一切鱼忌荆芥，犯必杀人。

中鱼毒，煎橘皮汤或黑豆汁解之。

鱼子不可与猪肝同食。

鳖忌苋，亦不可与鸡蛋及雀肉同食。

煮鱼滴生油数点则无涎。

鱼生溪涧沙土中者有毒，多在脑中，不得食其头。

枳实煮鱼则骨软，或用凤仙花子。凡物脑能消身，所以餐脍食鱼头羹也。

糟蟹久留则沙，见灯亦沙，治法用皂角一片置瓶下，则不沙。一说初醉蟹时，点灯一盏，照之入瓮，则与灯光相习，永无沙患。

蟹用蜜涂，候干煮之则青，用柿蒂三五个同煮亦青。

糟酒酱蟹，入香白芷则黄不散。

吃蟹以蟹须洗手则不腥。

蟹与芥汤同食吐血。

蟹忌红柿，主吐血，生藕汁解之。

九月食蟹，肠有稻芒。

虾盐炒，盛萝内，用井水淋洗去盐，晒干不变红色。

虾发风动气，无须者，及腹中黑煮而色白，不可食。

蛤蜊，用枇杷核内仁同煮，则脱丁。

蚌，冷，无毒。

螺，大寒，疗热醒酒。

蚬，多食发嗽消肾。

蛏，天行病后不可食。

腌咸蛤蜊，以芦灰入盐腌之味美，且不开口，要即熟则在日中晒。

鲟、鳇、鲫、鲤，以鲜胜者也，宜清煮作汤。鳊、白、鲋、鲢，以肥胜者也，宜厚烹作脍。火候不及者肉生，生则不松；太过者肉死，死则无味。旋烹旋食，方臻妙境。水多一口，鱼淡一分，不可多用水。其最简捷者，莫若用作料置镟内紧火蒸之极熟，则鲜味尽存。一气不泄，随时早晚供膳咸宜也。

以鸡、虾、笋、蕈之物和汤，入诸品，则物物皆鲜，其余汤汁不足恃也。

鹿肉瘘人阴。饵药人食之无效，以其食解毒之草故也。

五六月，獐鹿肉勿食。

食驴肉饮酒，致疾杀人。

藏乳多咸，以茶清水洗之则减。

牛乳不可与醋同食。

鸡鸭卵不可多食，俗谓鹅卵能补，大不然，宜少食。

鸭卵不可合蒜及李子、鳖肉食。

食鸡子毒，醇醋解之。

鸭蛋以硇砂画花及写字，候干，以头发灰汁浇之，则黄直透内。做灰盐鸭子，月半日做，则黄居中，不然则偏。一云日中做。

煮红鸭子，以金枫根同煮白皆红。

用盐洗猪脏肚子则不臭。煮猪肚及血脏羹，不可入椒同煮，作猪粪气，临熟后即起。

洗猪肝用干面，洗猪脏用砂糖，洗猪肚用洋糖，则不腥。

猪脑损阳，酒后尤不可食。

诸禽兽脑滑精，不可食。

猪临杀惊气入心，绝气归肝，尤不宜食。

食猪羊血过多，则鼻中生毛，昼夜可长五六寸，渐粗圆如绳，虽忍痛摘去复生，惟乳食硇砂饭为丸，可治此疾。

一切肉食过度，还饮肉汁即消。

凡夜不宜多食鸡鸭猪肉，能致霍乱。

诸般肉煮，用纸封锅口，或以楮实同煮则易烂。

凡肉汁器中气不泄者有毒，以铜器盖之，汁滴入者亦有毒。

穿屋漏水，杂诸脯中食之，生癥瘕。

中诸肉毒，壁土调水一钱服之。又，白扁豆烧末亦可。

凡饮食后心烦闷，不知中何毒者，急煎苦参汁饮之令吐。

时行病后，勿食鱼脍，及蛏与鲤鱼、鳝鱼，再发必死。百日之内，忌猪羊肉，并肠血、肥鱼、油腻干鱼，犯者必大下痢，不可复救。又禁食面，及胡、蒜、韭、薤、生菜、虾等物，此多致伤，发则难治，又令他年频发。

猪肉之用最多，然不宜久食，食之暴肥致风。猪肾能理肾气，多食肾虚，久食少子。猪脑损阳，嘴动风尤毒。

解中禽鱼鳖等毒，五倍子、白矾，等分，水调服。或生芦根捣汁服，或橘皮煎汤服。

解中鸟兽中箭药死者毒，用大豆汁入盐少许服之。

解中狗肉毒，杏仁三两，连皮研，温汤调服，吐出为妙。

解中牛肉毒，猪牙烧灰，水调服。有食之生疔疮者，用菊花根水煎服，以菖蒲研烂酒调服取汗效。

解中驴马肉毒，生芦根捣汁服，再用根煎汤洗浴效。

解中六畜毒，壁泥用水调服。

孕妇食鳖，令子项短及损胎；食蟹，令子横生；食雀脑，令子雀目；食雀肉饮酒，令子无耻多淫；鸡肉与糯米同食，令子生寸白虫；食羊肝，令子多厄；食山羊肉，令子多病；鲤鱼与鸡子同食，令子成疳多疮；食犬肉，令子无声音；食兔肉，令子缺唇；鳝鱼田鸡同食，令子喑哑；鸭子与桑椹同食，令子倒生心寒；食驴骡肉，过月难产。

小儿食鸡鸭卵鱼子之类，长而多忘。食鲟鱼，结癥瘕咳嗽，食鸡肉生蛔虫，羊肝同椒食损儿。

【点评】"荤馔"篇中收集了诸多肉类，如猪、鸡、鸭、鹅、牛、狗、羊、驴、鱼、虾、蟹肉等。对于每种肉的烹制、宜忌、功效都进行了详细介绍。夏季气候炎热，肉类保存不当则容易腐坏，影响口感和健康，为保持肉的鲜美，可用醋煮。肉类食物含有丰富的蛋白质、脂肪和 B 族维生素、矿物质，是重要的食物。而过量食用肉类则使营养不均衡，易引发肥胖、高血压、高血糖、高脂血症、内分泌失调等疾病。因此，对于肉类当适量食用，合理搭配。

果品

收栗子不蛀，以栗蒲灰淋汁，浇二宿，出之候干，置盆中，用沙土覆之。

煮银杏、栗子，用油纸撚在内，则皮自脱。

小儿食生栗难化，熟者多滞气，大人亦宜少食。

藏金橘、橙、柑、橘子于绿豆中，则经时不变。用松毛包藏橘子，三四月不干。

五日以麦面煮成粥，入盐少许，候冷，倾入瓮中，收新鲜红色未熟桃，纳满瓮中，至冬月如生。

用腊水同薄荷一握，明矾少许入瓮中，投浸枇杷、林檎、杨梅于中，颜色不变，味凉可食。

藏柑子以盆盛，用干潮沙盖之。土瓜同法。

煮菱要青，用石灰水拌过，先洗去灰煮则青。藕皮和菱米食，则软而甜。

吃栗子与生芽处，咬破些，吹气一口，剥之皮自脱。竹叶与栗同食无祖。

藏胡桃不可焙，焙则油。

藏梨子用萝卜间之，勿令相着，经年不烂。今北人每于树上包裹过冬，亦妙。梨蒂插萝卜上，亦不得烂。藏香橼同此法。

松子仁带皮则不油。

食莲子宜蒸熟去心，生则腹胀，不去心令人呕。

梅子不宜多食。食梅齿齼者，嚼胡桃肉以解之。同韶粉食则酸不软牙，梅叶尤佳。

干果子蒸了者，露之味如新。

生果停久有损处者，不可食。

白果生引疳解酒，熟食益人，不可多食。

炒银杏在十个以上则不爆。菱煮过，以矾汤绰之，红绿如生。

大枣刷净晒干，醋拌封固，临食取用，鲜润而甜，异于常枣。病牙者勿食枣。

杏多食伤筋骨。杏仁久服，目盲，眉发须落，动宿疾。双仁者杀人。桃、杏花本五出，而六出者必双仁，能杀人者，失常也。一切果核双仁者害人。桃损胃，多食有热。

李发疟，食多令虚热，和白蜜食伤人五内。李不沉水者有毒。久病者食李加重。

梨治心热，生不益人，多食寒。产妇、金疮人勿食，令痿困。其性益齿而损脾胃，正、二月勿食。

柿干者性冷，生者弥冷，食多腹痛。

甘草作钉，针葡萄立死。以麝香入葡萄皮内，则葡萄尽作香气。若引其藤，穿过枣树，二三年后，皮粘树窍，斫去原根，托枣自生，实味更异。葡萄初结时，剪去繁叶，使受露，无不肥大。冬月收藤包藏封土中，至春更架，架下不可饮酒，恐虫矢伤人。葡萄蔓好引向西南，作架者须知。

藕以盐水拌食则不损口，同油煤面果食则无渣。藕久食轻身耐老，止热破血。

橄榄树高，将熟时，以木丁钉之，或刻根下方寸许，纳盐入内，一夕子皆落，木亦无损。

橄榄盐过则不苦涩，同栗子食作梅花香。

橄榄木作舟楫，着鱼皆浮出，物性相制也。人误食河豚肝及子，迷闷至死，惟此木煮汁能解之。

木瓜最疗转筋。如转筋时，但书其名，及书土作木瓜字皆愈，理不可解。《尔雅》：楙，木瓜，转筋时呼楙为得。

糖霜，以蔗汁过樟木槽，取而煎成。如以铜式，印成物像，邮寄远地，先以竹叶及纸包裹，外用石夹埋之，不得见风，虽夏月及久阴雨，俱不消化。

荔枝熟时，人未采，则百虫不敢近；人才采，乌鸟蝙蝠之类无不伤残。故采荔枝者，必日中而众采之。

食荔枝多醉，醉以壳浸水饮之即解。此即食物不消，还以本物消之之意。

榠煮素羹，味更甜美。猪脂炒榠，黑皮自脱。榠子同甘蔗食，其渣自软。皮反绿豆，能杀人也。

林檎树生毛虫，埋蚕蛾于下，或以洗鱼水浇之即止。

佛手柑安芋片于蒂，而以湿纸围护，经久不瘪。或云，捣蒜罨其蒂上或指上，则香更充溢，然究非雅人深致也。

香橼用蒜罨法亦妙。香橼蒂上安芋片则不瘪。

桑树上接杨梅则不酸。杨梅树生癞，以甘草丁钉之则死。

水杨梅入浮炭不烂。

荸荠善毁铜，合铜钱嚼之则钱化。可见其为消坚削积之物，故能化五种膈疾而消宿，治误吞铜钱也。

橙能消酒，宿醒未解者，啜之即醒。橙子皮多食伤肝。

樱桃经雨，则虫自内出，人莫之见，水浸良久，则虫自出乃可食。樱桃多食，发暗风伤筋骨。

葡萄根茎中空相通，暮溉其根，而晨朝水浸子中矣。故俗呼其苗为木通，以利小肠。

甜瓜多食作胀者，食盐花即化，最忌麝与酒。凡食瓜过多，但饮酒及水，服麝香，尤于食盐渍水也。

瓜性最寒，曝而食之尤冷，故《稽圣赋》云：瓜寒于曝，油冷于煎，物性之异也。

食西瓜后，食其子即不噫瓜气。以瓜划破曝日中，少顷食即冷如冰也。得酒气近糯米即易烂，猫踏之即沙。性甘寒最解酒毒，故有天生白虎汤之号，但不宜多食。

藏西瓜不可见日影，见之则芽。杨梅核与西瓜子，同柿子、漆柤拌晒干，自开，只拣取仁。

柑蔗多食魁血。砂糖多食心痛，同鲫食成疳，同笋食成食痕。小儿亦不宜食。

诸果毒烧猪骨为末，水调服。

胡桃多食动风痰，脱人眉，同酒肉多咯血。食酸伤齿者，食之即止。

有风病者，勿食胡桃。有暗风者勿食樱桃，食之立发。

产后忌生冷，惟藕不为生冷，为其能破血也。

栗子饲小儿，齿迟肾气弱。

妊妇食茨菰，恐消胎气；食梅李，令子青盲。

【点评】"果品"篇收录果品约45种，有栗、橘、柑、橙、桃、李、梨等。《素问·脏气法时论》云："五谷为养，五果为助，五畜为益，五菜为充，气味合而服之，以补精益气。"在饮食组成中，水果起辅助作用。水果中含有的丰富维生素和矿物质是人体不可缺少的营养物质，有益于人体健康。人们可以根据需要合理搭配。但多数水果性寒，过食则容易致腹痛、腹泻等症，因此体质虚弱、脾胃虚寒者不宜食。

花竹

玉兰性畏水，遇浸则瘁。秋后接于辛夷，浇以粪水，花特芬馥。

玉兰花和面煎之极佳。

紫荆花下不可设饮，能害人。

海棠以樱桃接，则成垂丝；以梨树接，则成西府；以木瓜头，则成白色。欲其鲜盛，冬至日早以糟水或酒脚浇根下，复剪去花子，来年即花茂而无叶。

栀子花能悦颜色，面药用之。采花和面煎食，清芳可爱。

瑞香枝左手折下，随即扦插，不换右手，无不可活，以焊猪汤浇之宜。凡香花大抵忌粪，唯用头垢或浣衣灰汁为妙。

瑞香根甜，灌以灰水，则蚯蚓不起。瑞香花别名麝囊，香气能损群花，世亦号为花贼，宜特处之。

夜合花，古人多植之庭除，使人蠲忿。

牡丹皮、桃、杏之类入药，以不经移接者为佳。

栽牡丹法：秋社前分后，全根掘出，勿伤细须，视可分处用手劈开，以小麦一握，拌入土中。又和白敛末培之，可杀虫蠹。须直其根，曲之即死。接枝亦宜秋社前后。

培养牡丹，须八九月壅土二寸。秋冬霜雪，护以棘枝。花未放，去其小蕊，谓之打剥。花才落，剪其故枝，勿损花床。《清异录》有招举牡丹法，九月取角屑硫黄，碾如面，拌细土挑入花根，壅罨，入土一寸，出三寸，地脉自暖。花蕾初生，掐去，止留中心一芏，开时光大如盎。

木槿作饮，令人得瞑，用花作汤代茗，可以治风。叶可沫发，去腻尤良。

桂味辛螫，挫屑布砖缝中，宿草尽死。《吕氏春秋》云：桂枝之下无杂木。《雷公炮炙论》云：以桂为丁钉木中，其木即死，自其性相制耳。桂患蛀损，取芝麻梗悬树间，能杀虫。桂接石榴，开花尤红。

芙蓉将放时，如欲染色，隔夜以靛刷纸蘸花房上，仍裹其尖，花开浅碧，五色皆可染也。林洪采芙蓉花，煮豆腐，红白交错，恍如雪霁之霞，名雪霞羹。

栽芍药法：秋分后，用竹刀掘根，剥去朽腐，以猪粪和泥，分栽向阳处，更以鸡粪培之，黄酒浇之，则能改色。花开后，亟剪其子，屈盘枝条，使不离散，则脉理归根，明年花繁而色润。

玫瑰性嗜洁，人溺之即毙。凡花木不喜常分，独此花嫩条长时，移栽则茂。若木根太盛，反致凋瘁。

罂粟培灌得宜，妖艳百出。中秋夜或重九日，裸体种之，口兼罥秒，两手交换撒子，仍用竹帚扫匀，则花必重台千叶。地须肥松，子用墨汁拌撒，以土覆盖，可免蚁患。若土瘦种迟，变为单叶矣。单叶者，子必满，磨取作腐，少供清味，亦涩精一药也。

莲，白者花香而藕胜，红者花艳而藕瘠。清明前分秧，勿损尖芽则生。若用缸栽，先取稻泥实筑半缸，隔一席片，置秧其上。又将河泥壅定，日晒开裂，下水灌之。别法用硫黄腊糟豆屑猪毛，皆属可省，或浸靛缸底，即作青色。《癸辛杂识》：每岁南月南风少，则好藕，晒荷叶遇雨，雨所着处，皆成黑点。藏枯荷叶，则须密室，见风则蛀损不堪用矣。

《岁时广记》：二月种百合，宜鸡粪壅之。相传百合是蚯蚓缠结所化，乃好鸡粪，不可解也。

凤仙子性急速，能透骨软坚。庖人煮鱼肉，硬者投数粒则易烂，是其验也。缘其透骨，最能损齿，凡服者不可着齿。

凤仙欲其再开，但将子逐旋摘去，则又生花。

凤仙茎入馔，大胜莴苣。采白花浸烧酒中半饷，鲜红如丹霞。

玉簪含蕊时，纳粉少许，凌晨傅面大能助妆。

鸡冠花，清明前播子于地，高低随人，撒高即高，撒低即低，高者或至七八尺，低则三四寸，于石砌砖缝中尤宜。花多变幻，最能耐久。

扦插蔷薇，筑实旁土，止留寸许，在外长即易瘁。如脑生青虫，以倾银炉灰撒之。

占城国人，取蔷薇花上露并其花。浸水，以琉璃瓶试之，翻摇数四，其泡周上下者真。

木香即蔷薇一种，而清幽似胜。摘入瓶中水洒蒸之，作蔷薇露，绝香，不减南番所市。

秋海棠性喜阴湿，宜向幽窗背日处种之。

菊花，二月雨过分畦，不用肥土，仍忌日晒，长及尺许即摘去苗心，使生歧枝，剔去细蕊，勿分花力。若叶黄瘁，用韭汁浇根，青色如故矣。最易生虫，去之宜慎。如欲催花蕊大时，以龙眼壳罩之，隔夜灌硫黄水，次早去壳，花即大开。或有罩至春初始放者，亦一奇也。

甘菊可餐，止黄白二色，入药供茗最良。《抱朴子》：菊苗可以菜，花可以药，囊可以枕，酿可以饮，令人长生。

《续博物志》：菊花舒时，采茎叶杂黍米酿之，至来年重九始熟，名菊花酒。又，真菊可以延龄，野菊可以泻人。

凡花悉贵重台，惟水仙则贵单瓣。五月初旬，竹刀掘根，浸以便溺，逾宿取移近烟灶处，至九月中，用猪粪拌土种之，不得缺水。或云，和土晒暖亦得。

蕉，宿根愈久愈大，欲栽盆，将根切碎，用油簪脚横刺十字二孔，只高尺许，殊可供玩。

凌霄花，露下不宜仰视，滴入眼中即成翳。花能堕胎，妊妇宜避。

嗅腊梅花生鼻庤。

养荷花，用温汤入瓶中，以纸蒙了，以花削尖簪，则花开且久。

蜀葵花，削煨以石灰蘸过令干，插水瓶中，开至顶而叶不软。

冬青树上接梅，则开洒墨梅。

石榴以麻饼水浇则花多。

养牡丹、芍药、栀子，并刮去皮火烧，以盐擦之入瓶。

种兰去土，用水浮屑种之。

草木花被羊食并不发。

牡丹根下放白木，诸般颜色皆腰金。

凡花红者令白，用硫黄烧烟薰之，用盏子盖，花则白。

葫芦照水种自正。

竹多年者则生米而死，急截去离地三尺许，通去节以大粪灌之，则余竹不生米也。

竹叶以沸汤蘸过，则不卷藏扱甲。绩麻骨插竹围四向，竹不沿出，芝麻骨亦可。

江梅接桃杏皆生，接苦楝则成墨色，不经栽接，花小而香，子小而硬。

蜜渍梅花法：用白梅肉少许，浸雪水，润花露一宿，蜜浸荐酒，清雅异常。

山险峻者，欲增妩媚，以桃杏核包泥弹丸打上，不数年山绣如锦。或言椿树枝上接牡丹，花大如斗，信有之，亦奇观也。

插梅瓶中，置硫黄一钱，以热汤插之则荣。

种栀子，将剪断处，敲碎加盐些少，于瓶水养之则开。

牡丹花，贮滚汤于小口瓶中，插花一二枝，紧紧塞口，则花叶俱荣，三四日可玩。芍药同法。一云，以蜜作水插牡丹不悴，蜜亦不坏。芙蓉蜀葵同法。

戎葵、凤仙、芙蓉，凡折枝花皆滚汤贮瓶，插下塞口，则不憔悴，可玩数日。

荷花采，将乱发缠缚折处，仍以泥封其窍，先入瓶中至底，后灌以水，不令入窍。窍中进水，则易败。

海棠以薄荷包，枝根水养，或薄荷水养，数日不谢。

冬月插花，如瑞香、梅花、水仙、山茶、腊梅，皆冬月妙品。插之，用肉汁，去浮油入瓶，插梅花则萼尽开，而更结实。又法，以盐泥三七对插花更妙，不冻而花更荣。

蔷薇，正月初枝长尺余，扦种。

月月红，凡开花后，即去其蒂，勿令长大，则花随发无已。

种盆荷花，用老莲子，装入鸡卵壳内，将纸糊闭孔，与母鸡混众子中同伏，候雏出取开，收起莲子；先以天门冬为末，和羊毛角屑拌泥，安盆底，种莲子在内，勿令水干，则生叶开花如钱大，可爱。

葫芦秧种小盆，得土甚浅，至秋结子，形仅寸许，垂挂可观。又法，选畦中粗大者一株作主，次将旁株去皮一片，两株结缚，以泥涂封，稍长去其一苗留本；又将旁株再就以根株，并作一株延蔓，则三本之力归一苗矣。其结实成形，又删去众苗，止留壮者一枚，至秋成实，大比寻数①数倍。用作酒樽，携带山游，诚物外清品也。又有寄生红白鸡冠旁法，竟成红色葫芦，妙不可言。

盆兰，枝上花蕊多，候开次有未开一两蕊头，便可剪去，若留尽开，则夺了来年花信。兰盆两三日一番旋转，取其日晒均匀，则开时四面皆有花，若晒一面则一处有之。灌兰不可从上浇下，恐坏其叶。井水性阴，恐致冻损，温润则不必浇，恐烂根。盆须架起，庶令风从底入，以得透气为佳，又免蚯蚓蚁虫之患。盖蚯蚓每从底孔中入，不可不防。叶黄惟用苦茶浇之，最忌春雪，一点着叶，则一叶毙矣。

竹有雌雄。雌者多笋，当自根上第一枝观之，双枝是雌，若独枝者雄也。冬至前后各半月，不可种植，盖天地闭塞而成冬，种之必死。若遇火日及西南风俱忌，花木皆然。凡种竹处，当积土令稍高于平地二三尺，则雨潦不损，谓之竹脚。

【点评】种植花竹及游览观赏不仅可以活动筋骨，疏通气血，还可调节精神，怡情悦性。自古以来，鲜花以其颜色、馨香、风采赢得了人们的喜爱。鲜花不仅能美化环境，净化空气，而且还可以陶冶情操，有益于人们的身心健康。"花竹"篇详细地介绍了众多花的培植方法以及部分花的药用价值。

---

① 数：疑为"常"字之误。

草木

艾名医草。《博物志》云：削冰令圆，举以向日，以艾承其影得火，故一号冰台。

捣艾，入白茯苓三五片，同研，即时可作细末。

菟丝蔓寄空枝渐能绝地。子研末，能明目，去风，壮腰膝，久服老变为少。子最细难研，曝干时，入纸燃数条同捣，应手成粉。

浮萍，发汗奇验。五月五日，取萍阴干，烧烟，能辟蚊。性阴，静以承阳，故曝之不死。惟以盆水在下承之，而虚阁萍于上晒之即枯。

决明子，主肝家热，每日取一匙空腹吞之，夜见字。

石菖蒲，盆栽极清雅。夜置窗间，能收烟，明目。平旦叶尖自有滴水如珠，洗目大佳。

培养菖蒲，勿令肥，勿令见泥，勿浇井水，使叶上有白星坏苗，勿令日曝，勿冒霜雪，最解醉人。或油手腥手摩弄，必致残缺。

石菖蒲无力而黄者，用鼠粪洒之。

三七草，青郁可玩，其根系止血圣药。有活种，闽广带回者，近地亦有此种，叶如野蒿，花黄而小，极易生。鲜者采叶捣烂，跌打破碎者，接上立止血疼，过二三日即愈，又不溃烂，真神草也。收叶干作末，亦可治吐血衄血，上冲者皆宜。佐以治药服之，其功效备开于后：

治刀斧箭伤，血出不止者，嚼少许罨上即止。

治妇人血崩，看年远近，研一二钱，白酒调服，后四物汤，加三七五分煎服。

治吐血用一钱或五分，自嚼米汤下，或用人参五分煎服。

治肠风下血，用四物汤，加三七五分煎服，或空心用五分调酒服。

治杖疮瘀血，用一二钱嚼烂，罨在破上，再服一二钱，免血攻心。

治产后血涌，用一二钱研细，水调服即止。

治跌打青肿不消者，用一钱嚼细，敷患处即愈。

治害眼十分重者，用少许水磨调，点眼眶内即消。

治赤白痢疾，用一二钱为末，米泔水调服。

治虎狼蛇咬，用一二钱为末，酒调服，嚼少许，涂患处。

治受下蛊毒，先吃少许，毒即返出。

治一切疮毒痈疽疼不止者，用一二钱为末，水调涂之立效。种种奇效，难以枚举，勿以小草而忽之也。

【**点评**】三七，又名田七，明代著名的药学家李时珍称其为"金不换"。三七有化瘀止血、活血定痛、补虚强壮的功效，可用于出血、跌打损伤、瘀血肿痛等症，对心血管疾病尤宜。对于不同的症状，为发挥其最佳效果，服用方法也有差别，如嚼烂用于敷伤口，研末用于水调服，煎汤用于空心酒调服等。

柏性坚致，有脂而香，故古人破为臼，用以捣郁。

桑椹条分者良，以构接，则桑大。根下埋龟甲，则不蛀。吴中栽桑，斩其叶而植之，谓之嫁桑。即用螺壳覆其顶，以防雨损，二年即盛。午日不得锄桑园。葚熟时采黑紫者取汁，煎膏入蜜，点汤服妙。

《构谷树也》

《齐民要术》：梧桐，山石间生者，作乐器则鸣。

榆嫩芽可瀹为羹茹，令人多睡。其皮为粉最黏，水调作糊，胜于胶漆。荒岁屑以充粮，人多赖之。

槐初生嫩芽，可茹，亦可代茗。十月上巳日，取子及皮纳新瓶中，封口二十日。初服一枚，再服二枚，日加一枚，至十日又服一枚起，终而复始，能明目黑发去百病。凡槐树生虫，擂鼓树下，其虫自落。

《酉阳杂俎》：世重黄杨，以其无火也。用水试之，沉则无火。凡取此木，必以阴晦，夜无一星，伐之则不裂。

枫树生菌不可食，食之令人笑不止。

棕榈近叶处，有皮里①束，二旬一采，皮转复上生，不剥则树死，或不长也。棕绳入水，千年不朽。

橘树忌猪粪，或以死鼠埋根下，其果必多。树有蛀孔，用铁线钩虫，作木钉塞之，或以硫黄灌入。冬月用稻草紧束树，以防寒雪。

橘皮为脾肺②三经分药，留白则补脾胃，去白则理肺气，同白术则补脾胃，同甘草则补肺，独用则泻肺损脾。

柘叶饲蚕，其丝作琴瑟弦，清鸣响亮，远胜凡丝。

积椇，味能解酒毒，人家左右前后，有此木则酝酒不成，以木作屋，屋中酒味薄。

皂荚树最高大，枝间多刺。九、十月采荚，用篾箍树下，一夜自落。有不结荚者，凿一孔，入生铁三五斤，泥封之则结。收皂荚置油瓶中，久藏不蛀。

---

① 里：疑为"裹"之误。
② 脾肺：按下文此后疑脱"胃"字。

桃品甚多，易于栽种，且早结实，宜年以刀划其皮，出其脂液，则多延数年。

李树极耐久，但忌连阴，故宜稀不宜密。元日或上元以砖着树丫，腊月以枝击树枝，至正月晦日，击可令多子。如不结实，亦以元旦五更点火照之，当年便生，谓之嫁李。

栽杏法，略同桃李，但种宜近人居，不得移动，性差异耳。

梨花六出，上巳无风则结实必佳。梨核每颗有十余子，种之惟一二子生梨，余皆生杜。杜、棠梨也。梨品甚多，必须棠梨桑树接过者，则结子早而佳。

银杏核三棱者为雄，二棱者为雌，须雄雌同植相望乃结。雌树临水种，亦结。或凿一孔，用雄木一块泥之亦结。

银杏能醉人，食满千个者死，小儿尤忌。

胡桃能制铜。误吞铜钱，多食胡桃，自化出。戏术嚼钱如粉，预置胡桃肉一块口内，将铜钱嚼之即碎。

种枣，端午日用斧斑驳打敲树木，候花放时，以杖击枝，振去狂花。如子熟时，遇火雾，更取苟麻绖树障之，可无伤损。

栗，但可种成，不可移栽。于五果属水，水潦之年，则栗不熟，类相应也。霜降后，苞自裂而子堕者，方可久藏。以橄榄同食，作梅花香，宋人名为梅花脯。

柿置漆器中自红，或用榠楂烘之。饮酒食红柿，令人易醉，或心痛欲死。别云解酒毒者，误。

石榴移栽即活，种子亦生，须安僵石枯骨于枝间下花，花即茂盛。

乌臼树，为利甚溥，须接博乃佳。或云，春初将树枝一一捩转，其心自碎，即生子与接博者同。但不宜种鱼池旁，落叶入水，即变黑色，能损鱼。

柿接桃则为金桃，李接桃则为李桃，梅接桃则脆。树生虫，煮猪头汁浇之则止。

种桃时，核尖头向上，覆土深尺许，春深芽长，移栽实地。或云，种时以桃核刷净，令女子艳妆下之，则花艳而离核。又春后以刀直划其皮，则液不瀵；社日春根下土，或以刀杂斫其枝，则实不坠。生虫，以多年竹灯檠挂树间，虫自落。

凡桃多系接成，殊失本性。桃仁入药，用本生者为宜。

【点评】"草木"篇中记载了20多种日常常见草木的种植方法、嫁接技术以及部分草木的功效。这些种植方法与嫁接技术反映了当时我国农业的发展水平。

鸟兽

凡飞鸟投人家，口中必有物，拔而放之，大吉。

鹅伏卵则逆月，谓向月取气助卵也。五、六月生卵，热不可抱，拔去两翅十二翮，以停之。积卵腹中，候八月乃下。

凡鸡但看舌黑者，则肉骨俱黑，入药更良。男用雌，女用雄。母鸡下卵时，杂麻子食中饲之，即不肯抱，生卵尤多。

凡鸭皆雄喑雌鸣，重阳后始肥，清明后生卵即内陷。伏卵闻砻声磨，即殠而不成。无雌抱者，以牛粪妪而出之，亦物理之不可晓者也。

广东汤焯鸭卵出雏，浙江火焙鸭卵出雏。四川所畜之鸭，真①粪可以淘金。

狐貉皮毛，见燕即脱。燕肉不可食，损神气，入水为蛟龙所吞，雷或击之。

《山海经》：黄鸟 即黄鹂也，食之不妒。梁武帝郗后性妒，曾取为膳，妒果减半。

鹊巢常背太岁而向天乙，能知来岁。巢低主水，高主旱，田家往往以此为验。又知风之所起，岁多风，则巢于下枝。

鸲鹆 即八哥也，舌如人舌，五月五日剪去舌端，即能效人言。又可使取火也。鸲鹆目睛，和人乳滴眼中，能见烟霄外物。

鸊鹈，野凫也。似凫而小，俗呼油鸭，其膏涂剑，刀不锈。

鸦鹘带帽儿飞去，立唤则高去，伏地唤则来。

鸡未鶿者，以茗帚赶之，则鶿毛倒生。

母鸡生子，与青麻子吃则常生，不抱卵。一云续麻子。

鸡吃猫饭能啄人。

竹鸡叫，可去壁虱并白蚁。

【点评】鸟鸣声声令人心旷神怡。养鸟是一门技术，而赏鸟则是一种艺术享受。观鸟羽毛的艳丽，静听其声韵，声情兼备，可陶冶性情，与弈棋、垂钓、绘画等娱乐方式相配，又可消除忧愁烦恼，释放出内心的压力，有利于身心健康。"鸟兽"篇简单地介绍了几种鸟的饲养方法，对养鸟者有一定的指导意义。

《癸辛杂志》：凡遇虎者，当作势与之敌而旋退，引至曲路，即

---

① 真：疑为"其"之误。

避去。盖虎不行曲路故也。山居者云，虎惧伞，入山持伞，顿有大威光也。

北人牛瘦者，每以蛇灌鼻口，则为独肝。水牛有独肝者杀人。

羊食钩吻则肥，食仙茅则肪，食仙灵脾则淫，食踯躅则死。性畏露，宜晚出早归。

煮羊以杏仁则易糜，以胡桃则不臊，不宜用铜器煮。

梓树叶饲豕，肥硕十倍。

劣马食牛肉则驯。马食杜衡则善走，食稻则足重，食鼠屎则腹胀，食鸡粪则生骨眼。以僵蚕、乌梅拭牙，则不食，得桑叶则解。挂鼠狼皮于槽内亦不食。土中有海马骨则不行。刍粟中入贯仲，饲之易肥。性畏暑，不畏寒，病宜洗澡，不宜日晒。凡驹初生时，即以干土遍擦其身，则驯而不蹄啮；以银簪分界其鬃，则两开。猪槽饲马，石灰泥槽，汗物击门，三事落驹。凡儿骡，马产者，见马必啮；驴产者，见驴必啮，多有啮死者。异气配合自多矫揉也。行路之人，不可不防。

猪小时糟饲者，不长。用麻子二升捣碎，盐一升同煮，和糖三升食之，即肥。猪脑损阳，酒后尤不可食。

凡肉有补，惟猪肉无补，令人习而不察也。猪临杀惊气入心，绝气归肝，尤不宜食。

胡麻面啖犬，则黑光而骏。

黑犬能辟伏尸。舌青斑者，识盗则吠，食竹茹则声哑，食木鳖子则死。小犬吠不绝声者，用香油一蚬壳，灌入鼻中，经宿则不吠。

凡饵药之人，勿食鹿肉，服药必不得力，为其食解毒之草，制诸药性也。

麋脂令人阴痿，麋令人弱房，发脚气。妊妇食之，令子损目。麋角自生至坚，无两月之久，大者乃重二十余斤，坚如石，计一昼夜须生数两。凡骨最难长，而此成长神速，更甚于草木。此骨之最强者，所以能补骨坚阳道，强精髓也。若鹿角专补阴，今多借①用，大误。

【点评】麋是一种珍贵的稀有兽类，因其角像鹿，尾像驴，蹄像牛，颈像骆驼，但整体却又哪种动物都不像，所以俗称"四不像"。世人皆知鹿的功效，却不懂麋的功效。麋脂有通血脉、润肌肤的功效，可治疗恶疮痈肿、风寒湿痹等症。麋脂也能使人阴痿，故应慎用。麋肉有益气补中之功，但其肉性寒，多食则使人房弱，患脚气病，妊娠期的妇女服后易致畸胎。麋角则有温肾壮阳，填精补髓之效，可疗虚劳内伤，腰膝不利，筋骨疼痛等症，但阳盛阴虚者忌用。

牝猫无牡，但以竹帚扫背数次即孕。或用斗覆于灶前，以刷帚头击斗，祝灶神亦孕。此亦灶鸡之类也，理不可晓。

猫病，以乌药水灌之。生虱，捣桃叶涂之。狮子猫，炙猪肝饲之，令毛耏润。猫眼可以定时，有歌云：子午线，卯酉圆，寅申巳亥银杏样，辰戌丑未侧如钱。

獭穴高下，可占水旱，性畏芙蓉，一叶沾皮即烂至骨，人家往往植之池上，以御其入。

狼肠直，其粪可作烽烟，直上不斜，故曰狼烽。驼驼粪亦然。荷花梗塞鼠穴自去。鼠残物食之生瘠。

猬肉可食，骨不可食，能瘦人，使人缩小。

大抵禽肝青者，兽赤足者，有歧尾者，煮熟不敛水者，生而敛

---

① 借：疑为"错"之误。

者，禽兽自死无伤处者，米瓮中肉脯久藏者，皆杀人。元鸡白头或四距，及野禽卵有八字，及死不伸足、口目不闭者，皆不可食。

虫鱼

蛇头不可以刀断，必回伤人，名曰蛇箭。

蛇畏姜黄。

鱼瘦而生白点者名虱，用枫树皮投水中则愈。

鳖与蝤蛑，被蚊叮即死。

木鳖子一对，同雄黄蜜炼丸，烧治蚊虫壁虱。

水中浮萍，干焚烟熏蚊则死。

麻叶烧烟，能逼蚊。

荆叶能逼蚊。

蚂蚁畏肥皂。

烀炭断道，行蚁自回。

使苍蝇不来席上，以稻草索数条，悬壁间则尽。楼葱逼蝇。陈茶末烧烟，蝇速去。

令蛙不鸣，三五日以野菊花为末，顺风撒之。

收大黄叶铺荐上，去壁虱。

鳗鲡鱼治劳。夏月以干鳗鱼室中烧之，蚊虫即化为水，置其骨于衣箱及毡物中，断蠹鱼蛀虫。

蚯蚓去泥，以盐涂，或纳入葱中，化为水，可治天行诸热病、癫痫、丹毒、漆疮等疾。

芝麻柴挂树上，无蓑衣虫。

花树虫孔以硫黄末塞之。

龙火得湿则焰，得水则燔，以人火逐之则息，故人之相火似之。龙之性粗猛而畏蜡，爱玉及空青，而嗜烧燕肉。或曰其性畏铁，又畏练叶及五色丝。

池鱼满三千六百，蛟来为之长，能率鱼而飞，置笱水中蛟即去。

鬻鱼种者，陆路而行，日换新水数度，择其稍大而黑鳞者去之，恐伤其众。终日奔驰，夜亦时加动摇，则洋洋然无异乎江湖，反是则水定鱼死矣。初养之际，或以油炒糠饲之，后并不育子。

鲤脊上两筋及黑血有毒，溪涧中者，毒在脑俱不可食，凡服天门冬、朱砂人尤忌。

鲫鲞骨，取插瓜蒂上，一夜瓜辄熟。

诸鱼属火，独鲫鱼属土，有调胃实肠之功，若多食亦能动火。

【点评】鲫鱼是我们日常生活中重要的食用鱼之一。它不仅肉味鲜美，肉质细嫩，营养全面，含蛋白质多，脂肪少，食之鲜而不腻，且药用价值也不容小视。《饮膳正要》中载"鲫鱼，调中，益五脏，和莼菜作羹食良，患肠风痔瘘下血宜食之"。此外，鲫鱼还可利水消肿、下乳。因此，脾胃虚弱，少食乏力，呕吐或腹泻者；脾虚水肿，小便不利者；气血虚弱，乳汁不通的产妇；便血，痔疮出血，溃疡等患者，均可用鲫鱼食疗。

鲤夜拱斗，有自然之礼，故从礼。胆独甘，故从醴。道家忌之，以其首戴斗也。俗作乌鱼

除夜黄昏时，乌鱼煮汤，浴小儿，令遍体俱到，即不出痘；若留一处不到，遇痘发，此一处偏多。

金鱼食水蛆，红色尤鲜，以橄榄渣肥皂水入缸中即死。

凡食河豚，一日内不可服汤药，恐犯荆芥、桔梗、甘菊之类，子尤不可食。曾以水浸之一夕，大如芡实也。每一岁中必有一二人中其毒者，不可不慎。

鳗鲡四目者杀人，背有白点无腮，或重四五斤，及水行昂头者，并不可食。

贩鳝者，器中置鳅，云鳝喜睡，鳅好游，不可睡死。

乌贼鱼，腹中黑可书字。初书迹如淡墨，逾年即灭，但存空纸。凡作券须索浓墨，方无此弊。

龟溺，和银、朱写字，入木极深。术士用镜，照雄龟取溺，或以猪鬃刺其鼻，出溺书奇字，于漆桌或漆门上惑人，识者自能辨之。

鼋脂磨铁最明。

八、九月为蟹浪时，渔者纬萧承流取之，夜以火照，蟹即毕聚。

【点评】上条描绘了捕捉蟹的方法。每年的八、九月是蟹出动的高峰期，也是食蟹的最佳时期。蟹味道鲜美，营养丰富，同时还有通胃气、调经脉的功效，但是它性味咸寒，有小毒，因此也不可多食。过敏体质者食后会引起腹泻、腹痛、皮肤瘙痒等症状，故忌食；孕妇食后容易引起流产、畸胎，故忌食。

凡贩卖虾米及甘蔗者，每用人溺洒之，则鲜美可爱，所谓眼不见为净也。

养蚕之室，欲明而温，饲之必卷窗门帏，饲讫还下，勿用露叶。

收养蜜蜂之法，置房南壁间外穴一隙，以箪隔之，止容数孔出入，有他虫来盗蜜侵害者，亟除灭之。候蜜满脾，须中夜蜂息时切取，勿令蜂知，量留其蜜，以给冬月。其滓煎作黄蜡，再加炼净，亦成白色。

蜡虫作房冬青树枝，垒垒抱树若子，中皆虫卵，一苞数百。立夏日摘取，以箬叶包之，分系树间，芒种后苞拆卵成虫，乃延缘枝叶，食汁吐涎，结成脂。至处暑时，剥取溶滤，置冷水中，凝聚成蜡。若过白露，即坚枯难刮矣。

蛭，即马蟥也，性最难死，即寸寸断裂，得水亦活。人行水草中，一着胫股，直入皮膜中，生育为害。唯用田中土，或擂黄泥浆水饮之即出。蛭空中而生，亦如鱼子，经三年得水犹活。或云虽用火炙，经年犹活，惟浇以菜油，则不复生，又畏石灰、食盐。

【点评】上段描述了蛭性烈难死的特性，记载了防止其复生的方法。蛭又称蚂蟥，生活于水中的蛭称为水蛭，也有小部分生活于湿温的山林中，称为山蛭。不管是水蛭还是山蛭，均以吸食血液为生。古医籍载将饥饿的蛭装入竹筒扣在洗净的皮肤上，令其吸血，治疗丹毒效果颇佳。最主要的还是以蛭入药治疗跌打损伤、漏血不止以及产后血晕等症。随着医疗水平的提高，医务工作者依靠先进的医疗仪器将水蛭加工制作成外用药、注射药，使水蛭的需求量也逐渐增加。

白蚁最能穴木，唯焯炭桐油可制之。

萤火丸，可辟五兵，祛盗贼，天行时疫佩之不染。谁谓小虫？乃御大患如此。

蜒蚰，即蜗牛之无壳者，能制蜈蚣。所经之路，必有涎，蜈蚣触之即死。傅蜈蚣伤甚验。蜗牛涎能制蜈蚣蝎虿，物各畏其天也。酱涂蜈蚣伤亦验。

陆佃云：蟾吐生，其肪涂玉则软，刻削如蜡。

陶隐居云：五月五日，取东行蟾五枚，反缚着密室中，闭之。明旦视自解者，取为术，能使人缚，亦自解。

戏术，灯上见蛇影，小蛇一条，取血染灯心数条，候干点灯则见蛇影现于灯上。如将二蛇血染灯心，每将一条合点，则见二蛇影相绞定也。

葛洪云：蝮中人最急，即时以刀割去创肉，投于地，其沸如火炙，须臾焦尽乃得活。

守宫，蝎虎类也，古法饲以朱砂，满七斤，捣万杵，以涂女体，如赤痣。一偶即脱，故云守宫。

骤窥蜂房，辄群起攻之。蜂蜜有出崖石上者，树木上者，土中者，人养者，皆随土地人事，所出不同，诸家辨论未的。要之，当以花为主。山野之中，花色良毒正杂，蜂必采其粪秽，方得成蜜。其间必有制伏之妙，不得而知。故夏冬为上，秋次之，春则易变而酸。闽广蜜极热，以龙荔、草果、槟榔花类，热多霜亦少故也。川蜜温，西南之蜜则凉矣。

鳖甲刲屑，以苋封裹，置土坑内，以土盖之，一夜尽生小鳖。人误将苋、鳖同食，腹中生鳖，服白马尿可消。

夏月每有蛇化为鳖，切不可食。腹下有蛇纹者蛇也。

凡鱼目能开闭，及两目不同，无腮无胆，及白目白背，黑点赤鳞者，鳖目大者，赤足者，腹下生王字形者，三足者，独目者，腹有蛇蟠纹者，蟹背上有星点者，脚生不全者，独螯者，独目者，两目相向者，足斑目赤者，腹有毛者，虾无须者，腹中黑者，煮而色白者，并不可食。

杂著

留宿火法：好胡桃一枚，烧半红，埋热灰中，三五日不灭。釜底煤，可代火绒取火。

溪中水沫，取起令干，为末入汤中，即冷而不沸。

池中浑浊，以瓶入粪，用箬包札之，投水则清。

油纸灯入荷池，叶死。

灯心蘸油，再蘸矾末，粘起炭火。

鸡子开小窍，去黄白净，入露水，又以油纸糊好，日中晒之，可以自升起，离地三四尺。

栎炭灰成花烧之，有墨处着，无墨处不着。

天门冬二斤，熟地黄一斤，共为末，炼蜜为丸，如弹子大，每服三丸，温酒下，汤亦可，日进三服，若遇山居之日，辟谷不饥。

服食松根法：取东行松根，剥取白皮，细剉，曝燥，捣筛，饱食之，可绝谷渴则水。

制松柏粉法：取叶在带露时采之，经隔一宿则无粉矣。嫩叶汁，澄粉如嫩草色，郁葱可爱。

祛身上生虱法：口吸北方气一口，吹于笔尖，写三五寸长黄纸上，敛深渊默漆五字，置之床席衣领间，可辟虱虫。人身大虱以一置之桌上，将虱头朝北，决不北行，惟走三方，虽百次亦不北向也。此法甚合虱性。滴烧酒泡百蔀①，封固一日，擦身，虮虱皆死。身体虚

---

① 百蔀：此指"百部"。

弱者宜慎。

【点评】虱子常寄生于人或哺乳动物的身上，以吸食宿主的血液为生。被虱子叮咬的部位奇痒无比，局部皮肤抓破后容易感染。因此，在日常生活中我们当常洗澡，勤换衣，注意个人与周围环境卫生。上段介绍了两种祛虱方法，其中烧酒泡百部法效果最好。烧酒泡百部擦身对皮肤有一定的刺激性，故身体虚弱者慎用。现在人们已用酒精代替烧酒，在一定程度上减少了对皮肤的伤害。

夏月热汤入井成冰。

玻璃里凹，以影像衬之，宛然如生。

矾擦竹片，画花入水尽浮。

蝙蝠磨末糊壁，夜间作响。

壁虎干为末，入碗肉动。

手捏耳边止火痛。

鸡子数个，打和入猪脬，扎好投井中，逾时取出，煮熟，黄白停匀，俨如大蛋。

象忌鼠，置鼠于其前，则不动。

铛沸底冷，以手承之不伤，沸一停，则热。凡油在锅中滚者，其心必冷，术家每以此诳异。

戏术，葫芦相打法：一贮铁屑，一贮磁石也。又有葫芦劝闹法，再投一葫芦便止，中贮水银故也。

以钱置碗底稍远，则不见；加水满碗，其钱立现。

大枣洗净晒干，用好醋拌匀，贮磁瓶藏之，肥大而鲜润。

戏术以端午杨柳枝贯白颈蚓，浸香油内，过三七日后，用点灯，两蚓相贯可爱，名曰灯光虹贯。

千里不饮水不渴方：用白蜜一两二钱，甘草一两，薄荷一钱，乌梅肉一两，白茯苓三两五钱，干葛一两，盐白梅一两，何首乌二两五钱，蒸共为末，蜜丸如弹实大。

行路不吃食自饱方：用芝麻一升，红枣一升，糯米一升，共为末，蜜丸如弹子大，每吃一丸，水下，一日不饿。

神像往往遇献酒则面作赭色，由其丹青中用药物故也。神像往往有鸟雀不污者，由取土处及塑像时，偶与日辰旺相相符也。壁画神鬼，往往目随人转，点眸子极正则尔。

松脂能乱乳香，烧之立辨。

疮药中，有硫黄气者，以竹叶烧烟薰之，则不臭。

巴豆、大黄同用，反不能泻人。

凡刀刃所伤，切勿饮水，令血不止而死。若血不止，急以布蘸热汤盦之。

鹿茸内有小虫，不可以鼻嗅。虫入鼻，则药力不及。

腿转筋，踏实地自止。

乌梅肉，烧存性，研傅恶肉，一夜立尽。